U0546209

溫病涵義及其處方述要

惲子愉 著

Ainosco Press

目　錄

緣起 i

第三版小誌 iii

凡例 v

推薦序 vii

前言 ix

第一章　上焦篇

第一節　溫病的「三焦」立論 1

第二節　所謂溫病如何由上焦開始的真相 4

第三節　病有整體性及局部性，但不可能特別指定範圍 ... 10

第四節　有是病知其機轉用是藥，不必拘泥於溫病 ... 13

第五節　處方不一定必須用藥而有時比用藥更妙 15

第六節　處方用藥因勢而為絕不可逆自然 16

第七節　發斑疹非一定是溫病，其病理與古說不同 ... 18

第八節　溫病用藥的方式有時也不盡然高明 24

第九節　要澈底明瞭病，不必斤斤爭論於藥 25

第十節　所謂暑溫症的真相及治療（一） 27

第十一節　所謂暑溫症的真相及治療（二） 30

第十二節　在暑天發的病不一定是暑溫 33

第十三節　《黃帝內經》可以作參考，並非全對 35

第十四節　何謂濕溫症 38

第十五節　濕溫症的各種處理法 40

第十六節	風濕熱也雜在濕溫章中，更含有其他疫病	44
第十七節	燥的機轉及治療	46
第十八節	治燥的方解	53

第二章　中焦篇

第一節	溫病學派之優於《傷寒論》處在處理治療	57
第二節	溫病學派及《傷寒論》的各有千秋處	60
第三節	用藥瀉下之道理	65
第四節	抵抗病毒的侵犯各有活法不同	68
第五節	發黃牽連的結果	70
第六節	中醫門戶之見，出主入奴，糾紛至多	72
第七節	暑溫在中焦	73
第八節	生理之反應本屬多面性不可死熬句下也	75
第九節	中焦的寒濕	77
第十節	中焦的寒濕機轉	79
第十一節	把霍亂也投入寒濕章中	83
第十二節	此霍亂與真霍亂不同	87
第十三節	〈中焦篇〉用藥的主方正氣散加減以及其他	91
第十四節	「濕」對消化道（尤其是腸子）所作的負面作用	95
第十五節	黃疸與瘧疾之類別	99
第十六節	所謂黃疸之用藥解	103
第十七節	又寒又熱之症候非一定是瘧而稱瘧	105

第十八節　腸子失常之外觀症候云痢 111
第十九節　不一定是痢之病數則舉例 115
第二十節　「燥病」的腸胃道情形 121

第三章　下焦篇

第一節　復脈湯方劑變化及演繹之一 123
第二節　復脈湯方劑變化及演繹之二 127
第三節　復脈湯方劑變化及演繹之三 128
第四節　復脈湯方劑變化及演繹之四 130
第五節　某種不能先用復脈湯的條件及理由 133
第六節　不眠的病情與用藥的機轉 135
第七節　久熱的退熱並不簡單 138
第八節　末傳的危險症候如何處理及其理由（六例） 140
第九節　末傳危候較為特別的變化（三例） 145
第十節　末傳危險下脫的症候、機轉及治療、治則 148
第十一節　女性溫病及月事來內分泌發生變化後處理的商榷.. 152
第十二節　溫病的善後處理 155
第十三節　暑天發熱病末期的處理及所謂反饋的變象 157
第十四節　末期危候更深一層的處理（二則） 159
第十五節　非一定為暑邪，也不須是溫病的病（三則） 161
第十六節　〈下焦篇〉的濕與〈上焦篇〉、〈中焦篇〉有何不同？ 163
第十七節　小青龍湯止喘的機轉 166

第十八節　不同條件的喘咳和痰飲以不同的方式處方治療 168

第十九節　飲家的陰吹真相如何？ 170

第二十節　疝氣發作處理（三則） 172

第二十一節　寒濕、濕溫辨別，處理方法有何不同（三則） .. 175

第二十二節　瘧之久者，應如何治療？ 178

第二十三節　痢之久者，又應如何治療？ 182

第二十四節　燥分急症及慢性兩種 190

附錄：從現代高深醫學發展中對中國醫學的再認識
　　　為答新加坡西醫界說黃連有毒辯 193

參考文獻 209

方劑索引 211

緣起

感謝多年來支持「惲子愉醫學系列叢書」的讀者和好朋友們，在 2020 年春天，我們決定重新整理出版這套書，由王世興醫師、惲純和醫師、葉姿麟醫師和華藝數位股份有限公司學術出版部的同仁就內容及索引，以當代學術出版的方式，一字一句地校對調整，並陸續交由華藝數位股份有限公司發行。

這套著作是對傳統中醫最重要的幾部典籍用現代醫學理論提出獨到的註解，其中《臨證特殊案件之經過及治驗》一書包含了作者卅多年行醫生涯精彩的病例分享及說明，希望藉由這次的重新出版，可以為苦於尋找傳統中醫與現代醫學之間連結的中醫同好們提供一盞明燈，以求達到知識學問的傳承與推廣傳統中醫現代化的目的。

第三版小誌

　　感謝讀者的支持，本書出版至今已經是第三版了，唯一遺憾的是錯字很多，讀者雖然可以忽略不計也能不喻而明，但終究是一大缺點。如今承林建雄醫師及連讚興先生二位大力協助之下全部使之更正，此外並附有方劑索引在本書最後數頁，以便參考對照，除對林、連二位感激之外，謹為之記。

惲子愉　識於台北

1990 年 3 月 13 日

凡例

一、本書按照《溫病條辨》原文上中下焦篇次序論列，但較其原來討論的範圍廣泛而深入，故篇幅更長。

二、《溫病條辨》不同於《傷寒論》，因其立論謬誤者，涉及五行玄學，強詞奪理者占之篇幅相當多，故無法如《傷寒論》般逐條評述，只能將之剔除，補以較為實際實用、合理之論述，儘可能以現代醫學理論及臨證實際經驗發揮之，故此書之節中有一節包括數條甚則十餘條者，亦有一節包括僅一條或二條者，每一節題下括號內之節數即原文之條例數號，以便對照，故本書幾乎等於全部重寫。

三、藥之有效與否端在及時變化，蓋現代藥理對中藥之研究尚未透澈完備，臨床具實用價值者少，古代《神農本草經》與《本草綱目》又是洋洋大篇含混不清，此書是醫書則方劑所開之藥物，只就其本症患疾之條件作處理，以收舉一反三之效，故稱處方述要。

四、煎藥方式從前、現在不盡相同，不能墨守成法，故多省略，必要的作保留者，僅占全書的極少數幾張方劑。

推薦序

　　世界各個古老民族都知道「炁」的生命能量（按，炁為氣之古字）。黃河流域漢族上古真人對人體生物電系統能量的探索，「一撥見病之應，因五臟之俞」，「炊灼九竅而定經絡」，臨床經驗逐步建構經絡脈診學。上古真人在傳統中國醫學著作《素問・靈樞》提出「精氣神」，「十二經絡所動病、所生病」，「經脈者，所以能決死生，處百病，調虛實，不可不通」，「循經感傳，炁至病所」由此建立中國醫學獨特的經絡學術基礎。

　　東漢末年醫聖張仲景在《黃帝內經》的基礎上，辨證歸經，調劑本草湯液診治戰亂飢荒、外感風寒、流行疫病的老百姓，其治法特點在維護生理功能代償能力。「扶正祛邪」，建立理法方藥俱備的中醫經典《傷寒雜病論》，喻嘉言稱《傷寒論》為眾法之宗、群方之祖。

　　18 世紀中葉歐洲工業革命、清朝乾隆年間長江流域是傳統農業稻米之鄉，吳鞠通在《傷寒論》基礎上精進，並且師承吳又可、葉天士等溫熱病治療經驗，因應自然環境、生活型態來改進中醫治療方劑。於西元 1789 年吳鞠通著作《溫病條辨》，臨床治療流感病毒、登革熱等確實有效，是重要中醫臨床指南，稱其中醫四大經典之一，並無虛言。

　　《溫病條辨》成書繼往開來 230 年，但在 21 世紀分子生物醫學高度發展的今天，中醫同好應如何參研此書？理應對於患者疾病症狀需清楚其病理意義，但是種種中醫診病論理方式，表裡陰陽虛實、外感六淫、辨證論治等等，用語難以科學定義，無法說明病理，且不易教育傳承。

　　以上總總對於中醫學有興趣的初學者均感到相當困擾，學徒有幸於民國 69 年師從惲子愉老師，啟蒙經過現代化的中醫學習之路，使用現代醫學生理

病理概念來學習《傷寒論》、《溫病條辨》，從而明白中醫經典是一個條文，設定一個病理生理機轉，一組方劑針對主治著眼點，讓我們在中醫臨床應用治病有一個踏實基石，卻又不失傳統中醫原貌。惲師曰：「瞭解疾病的病因、病理機轉，使用方劑調整神經血管系統療效最快，改善電解質滲透壓次之，調整免疫功能、荷爾蒙就需要時間」，當年惲老師指導相當注重病理生理機轉，設計組藥成方改善系統臟器病理環境。

師承惲氏中醫法脈 40 載，生命科學發展神速，舉凡基因組學、表觀遺傳因子、基因訊息蛋白傳遞途徑、蛋白質組學等等，生物科技提供醫學界寬廣的生命視野，生物演化更深入認識原始生命運作原貌。

或許傳統中醫在十二經絡、奇經八脈的學理架構外，尋求正確發展途徑，若能集思廣益，「道法自然」，從中醫學角度扮演系統架構師（system architect）提出概念性驗證（proof of concept, POC），解構重建、模擬設計一套「系統性主體框架結構」，再來修改架構、校正細節，避免在診斷治療病患時以偏概全，本末倒置。

我們宏觀看待生命系統，探討其整體觀、結構體及聯貫性。回顧地球近 38 億年生物史，探本求源，物種如何掙扎求生，適應自然環境是其主要演化條件。假設中醫系統架構師擬定，驗證概念是否能夠執行？必須擷取最精華核心方案，作為解釋架構的概念依據。

在此試著提出原型概念：「一個中心、兩個基本點：意識；染色體、粒腺體」「生物演化為基礎，遵循人類的法性，系統性生物療法」，注重「腸道微生物生態系統、粒腺體能量、表觀遺傳因子」，或許是療癒疾病、保養百歲、跳脫宿命論的核心命題。冀求中醫界共同探討自然環境的生命運作，及生物體設定的各種生理條件，學習《溫病涵義及其處方述要》的精神，明確瞭解疾病形成機轉，能夠更明白的應用理、法、方、藥。後學應緬懷惲老師教誨，當一本初衷普救含靈之苦。

學生顏頂立　謹上

2020 年 10 月 20 日

前言

《黃帝內經》云：「揆度奇恒，道在於一，神轉不回，回則不轉。」這一句話看來是很平淡，其實內中含有很深的精義。也就是說，有生命的生物與物理方面或者化學方面的無生命是截然不同的。無生命的物體，我們只要知道他的結構就可以由其構造的藍圖，製造出我們所需要的機械和儀器，無論有何等地複雜，譬如像三十六位元的電腦，雖然複雜之至，我們還是可以由分門別類的各部門製造，然後再把它合成（assembly）起來變成一架非常完美、非常精細的電腦。即使如太空梭，其製造過程，可以說是大同小異，有所類似。生命體則不然，有生命的東西，其生命的本身，除了所謂結構之外，更有一個程序問題，何者先生成，何者後生成，後生的必須由先生成的變化衍生而生成，並非由各處攜帶來材料就可以合成的。所謂程序中有一個最重要的問題，那便是時間。單從結構方面去考慮一個生物體自然就比較容易多了。譬如解剖學、病理學，一切醫學院所學的課程，除了生理學尚還有些程序上的意味之外，幾乎很少配合時間來講，所以在臨床方面便多少發現有些亟待克服的缺點。例如，某病人在三個月之前體格檢查一切正常，三個月之後，突然發見肺中有一塊像銅幣大的腫塊（mass）。這塊東西，究竟從何而來，何以會引起此物，完全不知道。有某種現象，而不知道由何而來？原因如何？何以致此？將來的發展又是如何呢？假如現在知道是癌，所以必須割除或用化學療法，或者用放射線治療，如此而已。因為各個個別現象，無法知道來龍去脈，於是就沒有連貫性，因為缺乏連貫性，於是只能分門別類，零零碎碎。分之愈細，愈不能連貫，問題發生愈多，愈見處處掣肘，一籌莫展。當然這些缺點，以後都會一一克服，但是至少到目前為止，依然是

問題。於是各科的分類極細，檢驗檢查也愈來愈多，病人因檢驗頻繁而痛苦不堪，醫者因之而愈來愈感迷茫。就處理任何事務，或者研究任何學問，而缺乏連貫性乃是一樁極痛苦的事情。同樣的是古典醫學經典之作，《傷寒論》因為有其一貫性，故而可以首尾相連、頭頭是道。《金匱》一書以病名分類，各類獨立名目及病名，就不太容易講解清楚，同時其用藥亦不及《傷寒論》的活變和周到，更因為沒有連貫性，所以很像現代醫學的內科學、外科學。每一個病做個別來講，治療方面要想得心應手，與《傷寒論》相比相差很多，而其實質又遠不如現代醫學如此精細實用。此書將來有暇，我自會詳細論述。若論中國古典醫學名著中，實質像現代的內外科，而又是節節連貫的書且集中西醫學之長就非《溫病條辨》莫屬了。此書的治療方式接近現代醫學，故較《傷寒論》的治療方式進步。其前後連貫如《傷寒論》之同出一轍，乃是一部非常精彩而又高明的好書。其最大的缺點是說理混雜，往往使人無法瞭解，單就這一點就遠不及《傷寒論》，因為《傷寒論》出諸漢代，在漢代時候，古人從學治學極為實事求是。迨至魏晉以降，明清以來，五行玄學之風大盛，若至不可解不可理喻，但有其事實時，往往以陰陽五行隨便搪塞，於是乎一塌糊塗。但既有此事實，事實就是事實，當然事實勝於雄辯。溫病之方劑，治療有其獨到之處，可補《傷寒論》的不足，所以研究溫病無法像《傷寒論》一般為之逐條解釋。溫病傷寒均為對付一番熱病，亦即所謂發熱疾病的書。《傷寒論》立論嚴格，溫病方劑應用廣泛，各有千秋，各有不同之處，亦各有相同之處，真正能兩者兼顧，就其長處精彩發揮的，好像只有俞根初的《通俗〈傷寒論〉》，除此之外，要兩者兼通者，是不多見。於是分為傷寒派、溫病派，各立門戶，相互攻訐，一直到民國初年，仍是難解難分，良可慨也。在拙著的第一本《傷寒論之現代基礎理論及臨床應用》的〈總論：就現代醫學觀點對《傷寒論》的釋疑和評價〉中，我曾經約略地述及，在此處更當詳為立論。

　　《黃帝內經》的「揆度奇恒，道在於一，神轉不回，回則不轉」，就是指生命者非獨是結構組成，更有其時間程序先後的一貫性。《傷寒論》、《溫

病條辨》深明其理，故著書節節連貫，《金匱》就病論治就散亂呆滯多了。造物者給人的東西，向來是原始性的，渾然如璞，而人類為了方便學習起見，乃將其分析，分門別類，便於授人，便於瞭解。假若一旦要付諸應用，譬如醫學要臨證治療，則綜合的方式又較分門別類要靈活精巧得多了。分門別類的方式，果然易於學習，但是材料太多，浩如煙海，分門別類至千門萬戶，則以上的方便條件全部失效，反而更加形成不方便。所以因為過於龐大，各科特別專門的專家愈來愈多，乃至流散無窮，方今似在繼續擴大發展中。一個人即使窮一輩子精力亦無法窺其全貌，三輩子甚至於十輩子都無法辦到，豈不令人觸目驚心。要把握全盤既不可能，但是擇其具有代表性的事例以簡馭繁，也未始不是良策。問題在所選之事例或事件，是否真正具有代表性。根據中國醫藥發展的歷史，縱貫一、二千年，其中最突出的兩本書，而且是最具實用性的，便是《傷寒論》及《溫病條辨》，而溫病的著作中，尤以吳鞠通氏的《溫病條辨》最為翹楚。醫學的目的本為濟世救人，是一門最實證實用的學科。《傷寒論》，我既述之於前，溫病，當再詳述之於後。《溫病條辨》不如《傷寒論》的說理明簡，而且夾雜許多不太合理的理論，如果曲為辯護，有失治學的真義。如果妄予駁斥，則於情於理都說不過去，不遵古仰賢，有失治學風度，此其一；更有也許目前看似不通，將來也許大有其理，或竟更為精彩，豈可一概抹煞，不如存之或竟略而不述以待後來高明，此其二。溫病治病的原則較傷寒準確，用藥較《傷寒論》實在。現今醫者用溫病方而不自覺，其用溫病方者，比比皆是，考其原因，大都因為溫病說理晦澀之故。至於用藥用方，溫病雖較傷寒實用，但自有清一代溫熱學派之後，中國藥物方劑更有長足之進步，藥物的應用，方劑的配伍，又早就遠勝《溫病條辨》的時代了。在現代醫學的精思明辨之下，愈發擴充其治療價值和範圍，與《傷寒論》同樣地，不再一定限制於治療發熱疾病的範圍之內，因為發熱不過是一種症狀，能導致發熱的原因，不一定局限於細菌感染、濾過性病毒、立克氏小體……等等，其發展可以追溯到在疾病將發展到某一程度之前，對所患的疾病以逸待勞，迎頭痛擊，這是《傷寒論》所比較少見的手段。《傷

寒論》是一症一藥，一方一治，步步為營；溫病是統治統辨，最好一網打盡，其用藥影響範圍之廣超過《傷寒論》。唯一最使人困擾的便是說理不適，因為不可以強辭奪理，故無法逐條解釋，而且亦沒有這種必要。因而此書不能說是吳鞠通的《溫病條辨》，只能改稱溫病的涵義了。牛頓的古典派力學（Classic Dynamics）只須靈活應用即可，愈靈活愈夠意思。例如當代美國的大物理學家理察・費曼（Richard Phillips Feynman）就能應用活潑絕倒出人意料之外，大可不必去讀牛頓原著之《自然哲學之數學原理》（*The Mathematical Principles of Nature Philosophy*）。如果能將《溫病條辨》的藥方靈活應用，則吳鞠通的《溫病條辨》就無須逐條解說，理由在此。其最前面的凡例，以及第一篇的〈原病通論〉，一方面是表達他自己的立場，另一方面敘說成病的理由，從心肝脾肺腎五臟泛論，目前醫學如此發達，已成為不必要的陳舊論調。中國醫書無論哪一本書，前面都有如此一套總綱，幾乎千篇一律，實在不需要浪費篇幅去解釋。為節省時間讓人可以實用治病的要題之下，我們從上焦篇開始論述。本書承廖昌彥、吳鴻明、陳春木、陳義祥、吳宜鴻諸位醫師（medical doctor, MD）不惜浪費時間，代為抄寫謄清，校對以利早日打字承印，否則不可能在如此短期內出版。對以上諸位後進青年才俊醫師，特致衷心感謝。

惲子愉　敬識於台北自寓

1987 年 2 月 25 日

第一章　上焦篇

第一節　溫病的「三焦」立論

（1）

　　誰都知道溫病以上中下焦作縱貫性的連合與傷寒的由外傳內不同，溫病更提倡其「病毒」從口鼻入以示與傷寒的從肌膚入之不同，從其立場觀點而論比《傷寒論》更為實際。因為《傷寒論》認為邪由肌表而腠理而內臟，是一種想當然的說法，譬如某人受了風寒而發熱生病，未始不是一種解釋之道，但是病毒與疾病之感染，其真正的路線，由口鼻所謂之呼吸道以及腸胃道進入的機會幾乎占百分之九十以上，從皮膚進入因為皮膚有抗體保護，外面更有真皮表皮角質層保護，病毒要想從皮膚侵入則相當困難，故而溫病之說比較接近現代醫學的實證，較之《傷寒論》的邪從表入高明不少，這是事實無可否認。假如更進一步來講為什麼上呼吸道和腸胃道容易受到感染呢？其原因是上呼吸道及腸胃道的外層，亦就是說，假如人體如一根彎彎曲曲中空的管子來觀，從口腔一直到肛門，或者從鼻咽一「逕」至肺泡，其管壁內中空的壁膜，全部由黏膜所鋪成，其黏膜由於管道的一貫相連，亦就隨管道的相連而相連，就組織學（histology）來觀，果然有其不同的上皮細胞形態，但其生理病理作用，一般病原體的感染都由此而進入，從黏膜面的表層，進入黏膜下的小血管。大凡動脈血管壓力較大，外侵的病毒無法在此停留而發展，故率皆在靜脈、毛細血管或竟淋巴腺各處，隨其血流循環而四向散播至

及全身。天下真理只有一條,解釋方向各有不同,所謂傷寒、溫病,並不是真正病的不同,只因為症狀的不同而硬定如此的名詞,對治療及研究上並無多大意義,傷寒是感冒病人感冷是屬寒者,溫病是感染後病人感熱是屬熱者,故而用藥寒熱不同,此乃古人未得近代醫學的真相隨便猜測之說,到如今再用這種方法來解說,就相當困難,困難之處不僅在解釋,更在臨證治病上有極大的缺點,乃至無法研究澈底推敲病的變化,一方而不愈而二方,二方之後而更不愈,便手忙腳亂,不足以應變,若由近代醫學而論,我們對傷寒和溫病大概可以下如此的定義,所謂熱與寒不過是病人主訴的反應,現代醫學不太重視,但就病論病實在是非常值得重視,光是重視不見得有辦法,必須知道病人所生如此反應的機轉（mechanism）方可庶幾。這不是記憶背誦的問題,乃在觀念與瞭解的問題,凡感染而屬寒冷者,所謂傷寒,病症方面很難說與溫病有何不同,按最普通一般而論之,不過是病人營養不良,體力較差,其感染發病後之 stress,本身腎上腺應變的條件不夠,原因之關鍵在於血液中的血漿蛋白↑,醣代謝↓,故而發病,具寒冷感之不足現象,血液濃度較為稀薄,血管的收縮、擴張較為敏感,所以《傷寒論》中所述的病人,其血液的流通輸送量特別快速,反應強而明顯,忽而血管擴張表淺肌膚層充血,末梢血管充血,忽而血液集中在內臟、中樞,由於血液濃度（blood concentration）稀薄。容易溶血,諸如此類在《傷寒論》中比比皆是,其例舉不勝舉,在拙著《傷寒論之現代基礎理論及臨床應用》中述之甚詳,可以參照,茲不復贅,總之是炎症感染的條件為輕,水分平衡、鹽類（electrolyte）調節的條件為直接為重,雖然可以治感染,但總究其方式是間接而非直接的,雖非一定如此,大概可以說是不出其範圍。

　　溫病則不然,是以感染性炎症為重點,是直接治療法,非間接的支援平衡療法,對抑止細菌病原體的繁殖,強化黏膜面的抗病力,清理血液中的流動毒菌都有一套辦法,凡發病多少有些流行性質,原因為氣候條件的不同,人在空氣中一如魚在水中,人在空氣中不覺有空氣的存在,等於魚在水中不覺有水的存在,但是空氣及水的變動,即生存環境的變動,對生物的影響極

大，人類自然不能例外，於是乃分出所謂風溫、溫熱、冬溫，另外有溫疫及溫毒，乃是除氣候變化之外，更加上特殊的流行性感染如此而已，故而下錄一段吳氏之原文，看起來奇離駁雜，其實不過如上之所述，至於真正的變化並不像他所說如此玄妙，要逐條註解，吃力不討好，嗣後隨時闡明即可也：

> 風溫者，初春陽氣始開，厥陰行令，風夾溫也；溫熱者，春末夏初，陽氣弛張，溫盛為熱也；溫疫者，厲氣流行，多兼穢濁，家家如是，若役使然也；溫毒者，諸溫夾毒，穢濁太甚也。暑溫者，正夏之時，暑病之偏於熱也者也；濕溫者，長夏初秋，濕中生熱，即暑病之偏於濕者也；秋燥者，秋金燥烈之氣也；冬溫者，冬應寒而反溫，陽不潛藏，民病溫也；溫瘧者陰氣先傷，又因於暑，陽氣獨發也。

第二節　所謂溫病如何由上焦開始的真相

（2-5）

　　溫病以三焦作為傳遞的標準與傷寒之所謂六經作傳經之標準，無非為寫書方便而具有連貫之意，《傷寒論》之六經傳遞比較精細富有層次，但根據現今的眼光觀之，已經遠不如當初就中醫論中醫時之重要，至於溫病三焦，在解剖部位論之，更形粗淺，無非是由頭至胸骨劍骨柄處為上焦，由胸骨下端至臍為中焦，由臍至恥骨弓為下焦，在《靈樞經》和其他中醫典籍中，講之又講，實在缺乏其他新義。上焦的頭部是個調節各種臟器運行，對外界反應之回饋的頭腦部分，具有點像電腦一般的指揮協調功能，自此以降乃頸部和咽喉，是由腦部直接傳達需要與信息至下部的主要孔道，再往下便是胸腔中的心肺系統，為整個身體一般性的物理動力系統，中焦中有胃肝脾膽等等是補充給養的後勤系統，下焦的作用並非專程為排除廢料糟粕之用，因有副交感神經的薦骨系統和腎上腺素的血管平滑肌（vascular smooth muscle, VSM）血壓維持系統，更有荷爾蒙的反饋系統，以及造血系統（hematopoietic system），所以其重要性並不亞於上中二焦，如果就生化機轉而論，人體實在是一個不能分割的整體，所以分門別類，無非為教學傳道之方便而已。假如就現代科學的電腦譬喻之，此類器官作用也不過是個硬體，其真正軟體作用的程式為血液循環、神經傳遞、機能互補上中下三焦。如此粗淺的分法豈但無甚意義，即使現代醫學的呼吸、循環、排泄等等系統較上中下三焦分得精密而合理，但就身體軟體程式而論已經不足應付其轉移變化，我們因之可以暫存之而不論，也不必一定要用三焦作為統御溫病的綱目，應該直接就病論病，比較具體而實用，而且也比較有趣味，使人容易接受。

　　假如某人得病，不管是任何病，那麼就稱做"X"病吧，一般感染病，當然也包括在"X"疾病中，由於舉感染病的例子比較容易而其他慢性病較為難解說，我們以後都會逐步詳論之，而感染病中最輕微的，便是感冒，但是不管是輕微的感冒或者更為嚴重的感染病，大部分多半會發燒，或者流鼻涕，而咳嗽乃流鼻涕以後的事，發燒流涕之所謂前驅期，前驅期按病型的種

類不同有短有長，在前驅期中病人精神萎靡，微有發熱畏寒等等現象，其感染的路線，當然以上呼吸道感染為主題，如果發熱不高（因為發熱乃是人體生理對抗病毒侵染的自然現象，發動發熱的手段無非使代謝升高，所以體溫每高 1°C，脈搏平均要增加十次）又怕冷與《傷寒論》桂枝湯症的條件是相同的（請參閱拙著《傷寒論之現代基礎理論及臨床應用》），當然可予以桂枝湯，溫病方上的桂枝湯用量亦較《傷寒論》上不同，其實仍是略嫌重了些。

桂枝湯：桂枝六錢　芍藥三錢　炙甘草二錢　生薑三片　大棗二枚

其目的在於增加人體的抗病力或謂免疫力，其手段和《傷寒論》完全相同，也許可以一藥而愈，也許可以絲毫無效，因為人體的反應以對抗病毒亦即病原體入侵上呼吸道黏膜而發病者，不致於只有前述的唯一路徑。

服桂枝湯後惡寒怕冷是改善了，餘症仍在，或者開始即無桂枝湯症，則其原因是呼吸道黏膜發生炎症，抗力↓病原四散流布，成上呼吸道的炎症情形了。上呼吸道炎症，並非單是一句醫用的術語，其影響所達，極為廣泛，可分血流關係、神經關係、黏膜分泌關係、生化方面各種胺（amine）的關係，如今當不厭其煩，一一詳論之。蓋風為百病之長，風速行而善變，病雖泛稱為外感，其實可以包括很多疾病，不過以外感來觸發之而已，即從最簡單的來講，也不是真正可以善了的，鼻涕黏膜因炎症而充血，黏膜上的分泌細胞由小血管支援其營養，微小血管因炎症而 pH↓，血管擴張，血流變慢，O_2 與 CO_2 交換也慢，如此因 CO_2 相對增加（非一般性↑乃局部性的↑），則微血管擴張，血液滯留而熱量遞積，分泌細胞成休克狀態而大量分泌，一如人在臨命之頃，呼吸中樞漸漸死亡，則自咽至喉而氣管的細胞因缺氧而崩壞分泌大量黏液，一般俗稱為痰，所以一般人說臨命之時喉中之痰，呼嚕嚕嚕極多，此之謂也。如今所述不過是輕度感染情況當然不會如此嚴重，但其理則一，因鼻子充血熱量↑而鼻中灼熱感，因分泌細胞血流補充換氣量相對↓而大量分泌，故鼻涕奇多。由此事實以觀是炎性充血成分大於感冒 stress 過敏成分，如果處方用藥便用銀翹散。

銀翹散：連翹一兩　銀花一兩　苦桔梗六錢　薄荷六錢　竹葉四錢　生甘草五錢　荊芥穗四錢　淡豆豉五錢　牛蒡子六錢

每服六錢，鮮葦根湯煎。

　　炎性充血的變化尚不至於此，更有甚者，黏膜面一一相連，一如衣服中的襯裡，此處英文名詞與衣服的襯裡相同（lining），上延及鼻竇，下延及喉頭，更由喉頭的耳咽管影響至中耳、內耳以及內耳的耳蝸與前庭，更由於鼻涕多，不知不覺而吞嚥入胃，鼻涕乃異性蛋白，當然胃是無法接受，下流經十二指腸而小腸，就呼吸道的黏膜而論，下延及咽喉而氣管，而支氣管，甚則血流之變化，pH↓代謝之升高波及肺氣泡納氧量之障礙，代謝升高，心臟循環不得不加速，於是汗大出，心跳氣粗，以上所述不過是身體上硬體的變化，若更述及軟體的變化則由於鼻黏膜血管之擴張，血管壁中肥胖細胞受影響而不得不溢出大量組織胺（histamine），組織胺使人血管擴張而過敏，過敏而發癢，故而鼻癢而流涕，目癢而流淚，此不過是在發病的近區變化，至於遠區變化則更為複雜，因血管及胺的牽連變化，而生血管牽引，血管是平滑肌組成，以血管之牽引，O_2↓CO_2↑乳酸之積貯，肌肉中本為低氧代謝，於是腰痠背痛、肩膀痠痛、頭暈眼花，更有甚者，以前未發感染可能本有伏病，其他部分身體健康尚可，還能代償，一旦感染，身體應付 stress 之力不夠，於是各種奇異怪狀，紛紛而起是則述不勝述，記不勝記，其變化千頭萬緒，可謂複雜之至。但是並不是每一個人受感染必須具備前述的全套症象，但不過是其中一二端而已。為什麼只具備一二種而不會全部呢？蓋病之傳變，隨其易傳之路而傳，等於一輛汽車，你要開到火車站，就不能開到飛機場，在同一時間內你不能，但是在絡續時間內，你可以好整以暇一一完成，綜合上述種種，我們可以整理一個極重要的綜合原因，一如高等數學的座標軸（coordinate）及向量（vector），其出發點都從原點（origin）作計算，我們亦知道諸凡種種之變化，其出發點都在黏膜面的抗力不夠而發炎，上下作幾何式、結構式、解剖式的蔓延，內外作血流式、神經式、內分泌傳遞式的散布，故而用銀翹散以治療之，更能裁斷其蔓延，試看用金銀花消卻發炎退充血，

連翹作用同於金銀花，但對喉頭及皮膚具有強力效果，防其上傳桔梗甘草以截之，下傳牛蒡薄荷以截之，上下二傳則上傳之藥可止下傳，下傳之藥亦可以削改其上傳之力，喉癢以薄荷略為麻痺使癢改善，以荊芥、甘草抗其過敏，以竹葉退充血改善 pH 度，更用鮮葦根調節其黏膜之分泌，如此創方可為絕倒，處處設防，前後都顧及，自屬好方，更以豆豉和胃防其向下傳，一切藥郁芬香味自能振奮神經，神經受振奮，抗病力增加對治療大有幫助，有鑑於桂枝湯不一定有效，此處雖然說可以治療，但也不一定有效，病的傳病既然千變萬化，但是走比較容易傳的路子，當然是不易的原則，所謂比較容易傳，不外具有其他生化因素，病人平時生活習慣起居嗜好的因素，是否有伏病的因素、氣候的影響、併發症的因素，諸如此類，豈可執死方而治活病，由於病自發之於鼻咽喉頭的黏膜，吳鞠通乃從普濟消毒飲加減法著手，是其聰明之處，胸膈悶是發熱甚亦即因發熱而代謝高，代謝高心搏動快，肺自然因代謝及心搏快而呼吸快，同時腸胃道的自律神經因心跳快而變動而呆滯，用玉金三錢利膽以促胃腸之運動，藿香清香入腦調節心肺是間接的，清理腸胃是直接的，二者併用，則胸悶可以袪除，若仍不效乃炎症情形高張，更加花粉助其退腫退熱消炎，假如病之進展，只在附近打轉，大舉就淋巴腺而侵犯喉頭扁桃腺更加疼痛，則用馬勃元參，若鼻子出血，此本鼻黏膜及篩骨上竇小靜脈血管充血，發炎則更加厲害而出血，乃用白茅根、側柏炭、梔子炭各三錢，去荊芥，豆豉者並非荊芥豆豉對之有害，此二味藥是防其下傳而用，鼻衄既是上傳確定，自然就可以不用；咳者加杏仁，略為麻痺咳嗽中樞，略為麻痺在新式的講法便稱鎮靜，如此則病當應該好了，但並不如此簡單，何也？其原因蓋在單講溫病者是一般發熱之病，談起發熱之病，內中包括了多少種病，非但是感染性疾病，更有本體性如全身性紅斑狼瘡（systemic lupus erythematosus, SLE）、結核病（tuberculosis, TB）、腦中風（cerebrovascular accident, CVA）血管破裂出血後的吸收熱、肝機能不良鬱血性發熱、癌病末期的發熱、肺積水……，如果要在現代醫學的內外科中去尋找收集，則發熱的原因至少要上一百種，單憑發熱就是溫病則未免把醫學看得太簡單了，果

真如此簡單，醫生人人都可以做了，還要讀什麼七年醫學院、實習醫生、住院醫生……主任等一步一步努力向上呢？但是古人那裡知道有如此複雜的條件，一概名之，云「外感不外傷寒溫病」，有一點古人是明白的，藥方下去不靈，病未必能愈也是事實，事實當然無可否定，一方不成再改換一方，如此歲月累積上千年的經驗，故而同樣的病症而處方不同，原因不明，隨便發揮。最後使人發生一種假象即中醫學說非常荒謬，中國藥物卻是不盡全然無用，有時可以勝過現代科學結晶的最新發明西藥，所以一般讀藥科的諸位先生總以為復興中醫首先當復興中藥，使中藥科學化，在人心目中先建立形象，殊不知中醫藥極為複雜，果先不論中醫，僅僅單味中藥來說為極繁複之有機體，我們今日的生化程度還不能達到暢欲所為的程度，不要說是藥，單就食品來說，拿我們的食米來作代表性的實驗罷，食米中所包含的是澱粉，但不止是澱粉，尚有很多其他化合物，否則我們吃澱粉應該比吃米更為科學化嗎？當然不能，中藥又豈能例外，尤有甚者所用的中藥又非光吃一味單味藥，乃是一張複方由簡單的《傷寒論》二三味，五六味乃至複雜的《千金》方數十味，上百味，請教如何研究，不獨此也，更有甚者，藥物至人體究竟變化如何，無人能知，即使最科學化的西藥，盡了最大的努力，入人體後的變化，儘管全世界碩學精英研究之，年年出報告所知亦非常有限，我們雖然天天在進步，但是這是學術上研究的問題，臨床要用病人是迫不及待的，病人的心態，治醫治藥諸先生，還請有所諒解，才是功德無量。如今回過來講中醫罷，中醫所述種種現象，一般現代醫學也無法解釋，但現象（phenomenon）是事實，總不能一概抹煞，如果由此而精密思考推論之，當使現代醫學有更進一步的發展，詢非虛語，可惜治藥治醫諸君子，一時尚未慮及顧及而已也。如今回過來再論溫病，如果銀翹散仍無效，明其理由，又何足怪哉，於是整個溫病治療的序幕，由此而開其端，溫病另有一個問題，便是不可用表藥即所謂溫病忌表，這也是一句籠統之言未可一概而論，所謂表需視表藥是何種表藥，設或認為荊芥防風是表藥，實則是鎮靜劑及抗過敏劑，不可以稱之為表藥，中醫認為亦有發表的意思，但是溫病忌表，此種表藥不忌，所忌者最明顯的

代表藥是麻黃，麻黃本是交感神經興奮劑，表皮血管收縮劑，但是表皮血管經麻黃收縮後，人體當然不會一直收縮，由收縮而還之以擴張，在此過程中，血管一收縮一擴張而出汗，據云可以發表體內風寒，故中醫認之為表劑，溫病之所以忌表，因溫病本來屬炎症，先始時是黏膜面，尤其是咽喉黏膜面發炎，此類病人，本已是交感性神經很興奮，復加以麻黃之興奮，炎性病原隨血流而擴散更速，咽喉充血而不舒服；隨交感神經興奮而更敏感而大為發作，於是本來發燒為38°C，服麻黃為表藥之後，病更加重近40°C，高燒乃致神志昏憒，如有其他問題可以變症百出，此即可謂忌表，亦即所謂溫病是屬其他一類病不可以傷寒方治之真相也，其實亦不致於非常嚴重，後人繪聲繪形，形容得毛髮直豎，言過其實矣。

第三節　病有整體性及局部性，但不可能特別指定範圍

（6-10）

溫病含義既很廣，發病有輕有重，假令受風寒感冒，發熱不高，有些許咳嗽者桑菊飲主之。

桑菊飲：杏仁二錢　連翹一錢五分　薄荷八分　桑葉二錢五分
菊花一錢　苦桔梗二錢　甘草八分　葦根一錢

由上方可知，同為無大熱炎症情況不重，所以無須要用銀花，連翹針對喉頭即可配合杏仁、桔梗、甘草等來改善咳嗽，桑葉菊花為相當特殊的藥對末梢神經及微血管具有保護作用，對中國藥物的辨證法，用近代醫學的正面研究法，前面已經講過，無法得其要領，其所得的結果在臨證上無法應用，從傳統醫藥書上，包括《溫病條辨》乃是一派陰陽氣血，加上逐一分類，則記不勝記，對於真正情況又無法確知，最後將一味藥的應用從各方面觀，由各種談藥的古典醫籍及臨證醫案，正反兩面都能真領悟，再配合現代醫學的條件，大概可以知其端倪，故而由銀翹散而桑菊飲之推測可得很多資料，甘草、葦根與銀翹散中大同小異，假若更云二三日不解，氣粗似喘，燥在氣分加石膏、知母，真相並非燥在氣分，乃是發熱不解，代謝漸漸↑，pH↓，故而氣粗似喘，用知母石膏消炎而平衡 pH 值。

又云：「舌絳暮熱甚燥，邪初入營加元參二錢、犀角一錢」，邪初入營之原意認為病毒初進入血液，其實病毒早已入血，否則不可能發病，而且不可能用桑菊飲而不愈，其真相是發熱時久，水分失調，因為古時候還沒有現代醫學的點滴（intravenous drip, IV drip），所以因 pH↓代謝↑廢料↑，血中成分漸有改變。因陰離子呈酸性的較陽離子呈鹼性的多（anion > cation），血液中的鹽類及水分發生變化，間接影響神經，乃至神經呈緊張狀態，「暮熱甚燥」，薄暮之時，血壓、肝機能均在變化，故症象更為嚴重，用元參調節水分，犀角鎮靜神經，處方非常漂亮，惜乎藥物太貴了些，因為邪在血分亦即在營分，薄荷辛涼，葦根清熱都在氣分，所謂氣分者，黏膜上的細胞上

也，現在的重點在於血液中，則加生地可以降低血糖和代謝熱↑，麥冬玉竹配生地更能強心釋稀血液濃度，丹皮對小血管有效，較諸用點滴如同一轍也，更略兼有強心作用，此乃溫病治療法之較《傷寒論》治療法的更一大進步。肺熱甚加黃芩，黃芩本可鎮靜退熱，可加花粉條件在此與黃芩相同。點滴是物理性的，一般此較容易瞭解用中醫所謂養陰藥，營血藥屬生化性不易瞭解。點滴在現代醫學上幾乎是臨證的常規作業（routine），養陰藥則不然，以後當步步詳為解說，但在此處，其功用與點滴幾乎相同。

　　所謂太陰經無非屬咽喉氣管及肺而已，別無其他深意，溫病的意思，認為上焦為肺之領域，故邪之所入，肺首當其衝，吳鞠通喜發議論，與張仲景之客觀辨證，合乎邏輯者大不相同，又喜批評前人的學說並不直接如《傷寒論》從病的本體著手，此《溫病條辨》之所遠遜《傷寒論》不無因也。又駁斥吳又可用達原飲之不當，達原飲中有厚朴、檳榔、草果，吳鞠通認為性太躁烈服之使人傷陰，意思是用厚朴、草果等是腸胃藥，此類藥對腸胃道有二種影響：

一、促進腸胃之動量。

二、因腸胃之運動量之變化可通大便，算來並不太反常，但是胃腸之蠕動，大便之通下，與《傷寒論》上所說的是一樣的，須以能量作為代價。溫病，體液不夠，更加血液中成分變動極大，pH↓，用之不當，實在也非一定用之不當，乃不識病的關係，光從症上下功夫，常常會出紕漏，服下之後病人症象可能加重，甚則大大不舒服則有之，如像吳鞠通這番描寫得嚴重得不得了倒也未必，此類之病，我們見得多了，在台灣地處潮濕，濕度更高者，唯恐不用吳又可之達原飲，有何罪之有，更可以用吳鞠通的元參、麥冬、花粉、丹皮等養陰藥再配吳又可之厚朴、檳榔、草果亦未始不可。吳鞠通學問好才華不凡而不能如張仲景之稱醫聖者，此亦原因之一也，蓋後世之為濫觴，某藥太燥、太剋伐、太濕、太膩，張仲景從未講過，而且常常同用，始作俑者乃張仲景以後諸賢，吳鞠通亦其中之一也，按照養陰是稀釋體液的，吳又可達原飲的厚朴、檳榔、草

果，中醫稱為香燥之劑，本該是二個極端，何以醫生會誤用呢？這就是只從症狀著手，不明真正機轉（mechanism）之故了，因為體內水分不平均，水分太多，會口渴，張仲景之五苓散，吳又可之達原飲均從此點著手，五苓散調節水分而已，達原飲更進一步再行清理腸胃，而溫病口乾舌燥者是體內水分↓，血液變濃，亟待現代所謂點滴以濟其急，口腔喉頭黏膜分泌液變性變厚變膩亟須養陰藥為之鎮靜滋潤，故病者之口亦渴，口渴相同條件不同故而誤用，吳鞠通議論太多，往往誇大其詞，又以五行氣血，隨便搪塞，《溫病條辨》自是不讀也罷，更無法與《傷寒論》媲美，「著書背景」及「學問格局」吳遜張遠矣。但製方配藥，吳自是高乎不遜於張。然清代溫熱學派有葉天士、王孟英、吳鞠通、俞根初……等，固非吳鞠通一人所創也，其亦順潮流之勢而成乎，吳又可、張仲景調節水分以解渴乃是屬於整體性的水分調節，現在此類情況很多，因為現代醫師，恆用點滴用之太多，恆生此種現象。理由可見拙著《臨證特殊案件之經過及治驗》。

又溫病之咽喉黏膜分泌液變性而膩而渴屬局部性，現今唯老年人或耳鼻喉科有病變，或神經緊張之患者有之，只屬小症狀，很少配合在嚴重病中併發，蓋部分已由西醫點滴取代矣。

復次溫病之用白虎湯、白虎加人參湯以及玉女煎，或玉女煎去牛七熟地加元參、細生地，此方與《傷寒論》之用白虎湯理由情形完全相同，溫病是發熱病，傷寒是發熱病，在此一階段與最前階段開始用桂枝湯全部相同茲不復贅，唯一溫病略有些許特色的地方是酌加養陰藥，亦即所謂釋稀血液，保護血小板的藥物如小生地、元參等即是。至於云「去牛七令其不下行」，乃想當然之說，未必全對。

第四節　有是病知其機轉用是藥，不必拘泥於溫病

（11）

　　由於溫病傷寒相同，所述都為症狀而不是病，大凡症狀可以有很多種的病症狀相同，故而溫病並非一定是感冒，乃云「太陰溫病，血從上溢者，犀角地黃湯合銀翹散主之」，感冒而血從上溢（上溢二字是指血從口鼻吐出）不太可能，當然另有別種原因，如果要從現代醫學教科書上翻閱，或像臨床病理討論會（clinical pathological conference, CPC）一樣作地毯式的搜查，單是列出病名來，至少可以列二、三頁，每一頁去詳細解釋，這就等於以前說的話了，窮一輩子之力亦無法知其端倪，是否犀角地黃湯加銀翹散就可以治療種種血從上溢症呢？那未免太簡單了些，當然是不可以的，但是要止其血是否可以呢？或完全可以，或而部分可以，或而完全無效，比較實在的想法是考慮血從上溢的機轉，而不去考慮何等樣的疾病可能會使血從上溢，思考方法不同導致全面條件改觀，我們先不管它是什麼病，也即所謂"X"病，在某些條件下血溢出，推斷血之所以溢出的血管條件當然是黏膜面血管因發炎充血……某些生化條件，微血管破裂而出，溢出而非吐血，可知其雖破裂，至少是微血管而不是大血管，破裂的面積在黏膜上不大，可以斷言，否則不稱溢血，當稱吐血矣。在血液血流方面來說，是否缺乏凝血因子，或是凝血條件不足（當然包括很多條件，諸如 factor X 等），不需在這裡再提，我們不想抄書。假令用犀角地黃湯（犀角、生地、赤芍、丹皮）以及銀翹散可以止血，我們首先知道銀翹散對黏膜充血的炎症具有相當效果，但銀翹散應用條件只到發炎充血為止，發炎的條件、充血的條件，前面已經略為講過，尚有很多其他條件，容以後邊論邊述，但若至小血管破裂而溢血，銀翹散的力量顯然不夠了，對之而用犀角地黃湯。導致小血管破裂可知黏膜下小血管因病而起劇烈變化，這種變化任何病、任何部位、任何條件都可以發生，我們應該知道凡所有或保守些來講，幾乎所有出血的疾病，都是毛細血管出血為先，等到範圍擴大或竟蔓延至較大的血管，因為小血管出血，此血管必然收

縮而封閉，其因子由於血管四通八達向外分散，波及乃成一大片，波及一大片之後，其收集此一大片小血管的管徑，自較小血管為大，一如水管相仿，乃至再收縮而破裂，則由溢血而成吐血，溢也好，吐也好，都往口鼻出，一般之推斷，當在口鼻附近地區不遠，最多上到鼻額竇，下到肺氣管，不可能到胃，到胃則非溢血，乃吐血矣。赤芍丹皮對小血管的血管內膜必具有改善作用，而生地則對血流血中成分具有改善作用，犀角之力量最大，原本為角質蛋白，不必從新式學理，抑或本草等等書籍中去搜索討論，我們直接了當從此症狀來討論，勢必對於以上種種出血因素具有極強的拮抗作用，而犀角地黃湯之源出，非吳氏所發明，本出自《千金》方，吳氏不過善於選用而已。出血之後遺症為神經緊張，非但血管壁附近的血管運動神經，亦即整體的精神狀態，因出血而不致於安如泰山，故亦一併緊張，可知犀角對血管的條件、精神的緊張、充血的減低、炎症的血球變化都有作用，用於任何病略具此種條件者必然有效，但是不一定能治愈，可能治愈，可能不愈，但對症象改善必有幫助，此西醫所以常常不解，有是病而有是症，病不愈而症象服中藥後完全消除，百思而不得其解者，原因在此。不獨此也，凡病有症狀消除病亦消除，症狀消除病依然存在，但症狀消除多少對病有幫助，因以之推論，實在無可否認，世界上的病，輕病多於重病，重病多於死症，不是如此，人類早就消滅了，而且重病者，不過是輕病變化嚴重而來，或竟二三個病合併而來，雖然二三個病其發也必有先後，如能嚴格追緝，知其來源，當然可以十愈八九，所苦者是未知病之由來而已，見該病目前情況如何如何云云，不知由來亦不知其機轉，不明其環境，不詳細考慮其條件，就病治病，我未見其可愈也。

　　犀角地黃湯加銀翹散，表面上看是一張方子，實在是一種方法，放諸任何相應條件下都可以，何必一定要所謂溫病呢？此外國醫學院之教育之前所以先要讀理學院也。至於吐粉紅血，面色反黑者死，以後再有更詳細的解釋，現在開始時，發熱條件尚未完備足以討論也。

第五節　處方不一定必須用藥而有時比用藥更妙

（12）

　　口渴者用雪梨湯，各種發熱疾病，或者慢性疾病波及耳鼻喉口腔者恆生口渴，由於充血、黏膜分泌變質、口腔血管運動神經受刺激都可以產生，內科病如糖尿病，胃中胃液分泌↓，也有這類症象。雪梨湯既非藥方又是水果，恣啖何妨，假如吐白沫黏滯不快，則重點在於口腔唾腺，黏液分泌變厚、變膩，其影響條件可分上下兩方面來講，假令炎症的產生在上額竇或上顎竇，竇內的黏膜必然因充血而黏液變厚，同時由於變性乃使 $CO_2\uparrow O_2\downarrow$，由上而下行是一種，另外一種是在口腔本身區域，更有往咽喉氣管以上發炎而由痰液吐湧出來時漸漸產生感染，均可以產生吐白沫黏滯不快，要使之涼爽，用五汁飲：梨汁、荸薺汁、鮮蘆根汁、麥冬汁、藕汁，此藥物都是水果類，五汁飲何以必須以上五種之汁，則也有它一定的理由，梨汁本來清潤，其實蘿蔔汁亦清潤，但是味道遠不及梨子好吃，荸薺本稱地力，非但清潤對黏膜面之炎症充血有其作用，更略帶收濇使黏膜彈性恢復收斂，藕汁如果論汁其味與荸薺幾乎相同，自然可以用，尤有進者乃用麥冬及葦根，此二物不但清潤口腔喉嚨，更兼調節肺的氣管支，乃是人所共知的事實，當然可以一服便改善所苦之情況。「黏」是由於液變厚；「滯」是由於黏性物中之蛋白因分泌出後周圍環境改變而收縮，使黏膜感受收縮的感覺。因為是局部性收縮，例如某區域收縮，另一鄰近區域也收縮，假如甲區域收縮面積較大或變化較快而收縮力較大、較速，則鄰近的乙區較小、較慢、較弱，則反而變成被動性的拉緊拉直，於是滯黏感覺更為明顯，梨汁、麥冬汁對前者甲區域而發，荸薺汁、藕汁則對鄰近之乙區域而發，如此則稱為調節，不快之感於焉解除，不但此也，由於是水果或者植物類之汁液，含豐富的自然維他命（vitamin），更有鎮靜消腫作用，又非藥物，非常好吃，病人舒服而歡迎之至，當然勝苦藥多矣，所謂良藥苦口而利於病，總究是一樁不得已之事，於焉小病，何必用大方，否則，殺雞用牛刀，小題大做矣。

第六節　處方用藥因勢而為絕不可逆自然

（13-15）

　　拙著《傷寒論之現代基礎理論及臨床應用》曾經略述，中醫學之治病最妙之處，是因勢利導，絕不逆行倒施，所以用藥輕省，甚則不需用藥，也可使病全愈，並稱之為上乘功夫，若用吐劑，則必在病人有胸悶膈滿，泛惡的當口因勢而越之，梔子豉湯、瓜蒂散都是《傷寒論》上的方子，按理要將其吐出之物必在胃中，因發燒代謝↑，肝機能因之而↑以應付發熱，於是對胃腸方面就有顧此失彼之弊，胃腸機能因發燒而呆滯，若純在胃中則按溫病之理論病在中焦。何以謂太陰溫病，意思是病在上焦，事實是在胃中的食物，因發熱不消化發酵，胃壓升高而有上逆的趨勢，已進入食道或將溢而尚未溢入食道，病人必然感覺胸悶氣逆，除發熱使胃呆滯之外，大量由咽喉分泌的黏液又稱痰液，因為太多不及由口及鼻流出，則多數下流入胃（當然不可能入肺及氣道，否則必嗆咳氣逆不已，今無此種現象，必然入胃），胃中容納多種分泌異物，只有二種出路，不是經腸子瀉去，便是由上逆入食道吐出，食道在膈上，所謂上焦（太陰溫病）自不能稱錯誤，且相當正確，經云因其高而越之，故有瓜蒂散、梔子豉湯湧吐之，如果不能湧吐，或竟無湧吐現象則必下行由胃而腸而瀉下矣，二方也可促其成第二種情形，則溫病又將之列入中下焦，不吐再服並加人參蘆一錢五分，似乎沒有不吐而硬使之吐的必要，可以轉而促其成為第二種情況，此二方中尤其瓜蒂散可以如此，吐究竟是一件不太愉快的事，故醫生非萬不得已不用。至於舌絳而乾，寸脈大法當渴，今反不渴必然熱入營中，渴的條件是影響胃液分泌以及口腔唾液分泌減少而產生，假令此二種因素都不發生，自然不會有渴的症狀，發燒而不渴，胃本不受影響，口腔亦不受影響，但是若發燒則必血液受影響，血流因代謝升高而雜質增加，一如尿毒、酸中毒，舌苔必然變紅，紅色而乾的舌苔是血液中成分變化，導致神經緊張，用清營湯可能渴、可能不渴，渴非主要條件。

清營湯：犀角三錢　生地三錢　元參三錢　竹葉心一錢　麥冬三錢　丹參二錢　黃連二錢五分　銀花三錢　連翹二錢

　　血液中成分變化可以導致 RBC MCV↑ESR↑變化，簡言之，血液濃度升高，若用點滴可以稀釋之於一時，用清營湯可以稀釋之時間較點滴為長，其機轉容後述。我們用點滴不是病人感口乾的問題，口乾是胃的關係，川連是清理腸胃藥，故而不用，方子開得極為漂亮，「去黃連者不欲深入也」似乎多此一句，反而令人不解了。吳氏也認為黃連是胃腸藥，若用黃連乃使病從他的三焦理論，將由上焦而進中焦稱為深入，三焦理論不過是假設，溫病以之作為連貫，並非真正在生理病理上有什麼重要的論證，其他之藥如銀花、連翹可退充血消炎，犀角、元參、生地、麥冬可稀釋血中含酸性，亦即非金屬性的陰離子（anion），丹參可以鎮靜神經，其確實作用在利尿，利尿為調節水分手段之一，間接可以安撫大腦的刺激，在拙著的第一、第二本書中曾屢次述及，當不再贅言。說實在黃連稱之為中焦的胃腸藥，亦不過說說而已，用處正多，吳氏獨斤斤一定要以上中下焦分，於是反成累贅。

第七節　發斑疹非一定是溫病，其病理與古說不同

（16）

　　就吳氏之說，上焦之病較中焦之病為輕實在未必。較中焦為輕者，不過在咽喉一段感染時是的確如此。設如波及心肺，恐怕非但不輕，反而更重，而且遠比中下焦為重。再波及腦部，大有死亡之虞，豈可輕視之。我們將一步步清楚地解釋。

　　所謂太陰溫病，實則是一番流行性病，其中當然包括感冒，但不一定是感冒，包括了很多疾病。假令我們不知道是何疾病，我們由外表的症象推測，可以知其大要。太陰溫病，不可發汗，發汗汗不出者必發斑疹，可知這病絕對不是一番感冒病。感冒不可能生斑疹，是其他特種傳染病，傳染病由內透發於外，以皮膚當作終極排出目標者，單選其大要，我們可約略指出有麻瘋、麻疹、天花、猩紅熱、德國麻疹、水痘……。與發汗不發汗，沒有什麼關係。但云不可發汗，因為發汗必然興奮交感神經，使病人產生緊張，則病勢病情必然惡化，是無可否認的事實。發汗汗不出必發斑疹，如果不發汗也會出斑疹，時間較慢些而已。何則發汗則促進心跳快，血行循環加速，皮下血流加速，斑疹加速發出，沒有什麼不對，汗出過多，不是因為藥用得太重，汗出過多，這種情況，不是絕對沒有，但可稱之少之又少。汗大出，神昏譫語，是病人體質（一切生活條件，神經緊張度、血液調節度之總和）有關。發汗既促進循環，當然促進代謝，代謝毒素復加傳染病之毒素，或者此病本質的病原體，因循環而傳入腦部，或者本來緊張復加高燒，或者本來燒尚不高，用發汗藥促進之，而成種種惡候。pH↓毒素↑，心跳過速，再加熱度上升，腦血管代謝↑，毒素熱素一併入腦，是則神昏譫語。或竟過高之燒乃至心搏力衰弱，是屬極為危險之候。要使之一一平復，並非一個病人均須必然經過種種難關，不過就其易轉傳之途而傳，即以上述過之條件，我們可分以下數點來講：

　　一、發斑之病，是特殊的病，包括在溫病，古人所知甚少，發斑與否和發汗

無直接關係，大多數發斑的傳染病經過發斑後，一切病毒進入末端，病也漸漸全愈。但也有例外，假如病人身體的抗力不夠而發斑，與菌血病（septicemia）同時發生，則病人遂即死亡。化斑湯之所以要用，是針對此而發之。所謂斑疹為皮下發生局部一塊塊的小區微細血管破裂，溢於皮下而成斑，元參稀釋血液，配合犀角既改善微細血管內壁的條件，又可鎮靜強心。元參犀角，中醫所謂營分血分藥的理由便是如此，於病者可得一時性的安定。生石膏知母，可矯正 pH 值，也能改善酸性（acidity）。《傷寒論》上本來配合粳米就有此作用，而稱白虎湯，也能間接性的化除皮下溢血斑。如今加以犀角元參直接性的對斑發生作用，當然是一張非常有效的方子。吳氏大發議論，以現代眼光觀之，本來很簡單的事情，強詞奪理，弄得讀其書者一頭霧水，實在大可不必。結果愈描愈黑，本來很好的一件事，反而弄巧成拙，這也是時代使然，不能深責也。

化斑湯：石膏一兩　知母四錢　生甘草三錢　元參三錢　犀角二錢　白粳米一合

二、斑與疹本來同為皮膚上的症狀，塊狀而大的稱斑，點狀如針頭者稱疹。疹與斑雖然同是皮下小血管異狀而發生，但是病的機轉（mechanism）是不同的。就面積而言，斑出血點大，而匯成一片，疹小而結成一點；對毛細血管來說，前看破裂較大滲出也多，抗力在四周之力也薄，必須任其滲至某一程度而方停止，故其用藥也必須較為峻，使循環↑，以便加速吸收，使抗力增加↑，使之恢復快而不致產生菌血病之惡候。而後者其範圍小而成點，雖有感染，抗力很強不使之蔓延，或竟抗力過↑而生過敏，過敏素沿血管運動神經走，而成間隙密密的許多針點狀小點，故亟須鎮靜而抗過敏，故云斑當溫，疹當涼，意思在此，也不過大概而已，非必然如此。兩者相較可知，斑較疹為重，故斑用化斑湯，疹用銀翹散。所以去豆豉者，因豆豉為腸胃藥，在此處不與焉。細生地、丹皮、大青葉均為消炎之劑，倍元參以輔助之。所謂升麻、柴胡、當歸、防風、

羌活、白芷、三春柳者，蓋此類常有所謂升陽透表的意義，此地之升陽不一定是溫性，不過較前所用之藥，消炎稀釋血流之力無之，透表乃促進表皮淺在血管循環，本來過敏促進小血管循環為逆其道而行，有時反而發生大癢使病情惡化，有時倒也未必，蓋人身抗力血液血流的性質及疾病的條件各有不同不可一概而論也。

三、假如不是皮膚，而由循環速，熱度高而經傳入腦則神昏譫語者，清宮湯主之，安宮牛黃丸、紫雪丹、至寶丹亦主之。

　　清宮湯：元參心三錢　蓮子心五分　竹葉卷心二錢　連翹心二錢
　　犀角尖二錢　連心麥冬二錢

古人無腦的觀念，神志昏憒認為是邪犯心包絡，以現代觀點看很好笑，這不過是極淺的看法，再進一步論之，古人所處之方，無不處處從腦著手（其理見拙著第一本《傷寒論之現代基礎理論及臨床應用》）。元參在熱症中稀釋血液，麥冬亦然，更可使大腦氧氣及糖之供應缺乏現象略為改善，犀角本為角質蛋白可以解熱鎮痙，連翹消炎抗生都可以在各種藥物學、藥理學書籍中查到，問題不在藥的效果，乃是藥的配合，以應病的須要為最重要的一環。由此可知清宮湯不過是神昏譫語之較輕者，犀角本有強心、鎮靜作用，在此為重要藥，熱痰為發熱的喉頭炎或氣管炎，竹瀝、梨汁、栝蔞皮等本都可以使用。熱毒盛加金汁，如今已經很少人用之，而且可用其他藥替代，不必斤斤於此，人中黃亦是如此，可能在別處有其特殊作用，但在此處以前中醫常用之於喉頭發炎，今藥肆也少用矣。銀花、荷葉、石菖蒲都為化痰、消炎強心之劑，配合上藥更對血壓略具調節作用，至於連心不連心，可能是想當然之說法，是否一定有效，當待高明，總之以整張方劑來論相當有效，自不失為名方。

　　安宮牛黃丸：牛黃一兩　鬱金一兩　犀角一兩　黃連一兩　硃砂
　　一兩　梅片二錢五分　麝香二錢五分　珍珠五錢　山梔一兩　雄
　　黃一兩　金箔衣一兩　黃芩一兩

紫雪丹：滑石一斤　石膏一斤　磁石二斤　羚羊角五兩　木香五兩　犀角五兩　沉香五兩　丁香一兩　升麻一斤　元參一斤　炙甘草半斤

以上藥材並搗剉入藥汁中煎，去渣入後藥，朴硝硝石各二斤，入前藥汁中，微火煎，不住手將柳木攪，候汁欲凝，再加入後二味，硃砂三兩、麝香一兩二錢。

　　至寶丹：犀角一兩　硃砂一兩　玳瑁一兩　牛黃五錢　麝香五錢

以安息香重湯燉化，和諸藥為丸。

　　蓋溫病遠較《傷寒論》為複雜，《傷寒論》之治熱病，神昏譫語原因多為水分不調節，高熱大腸桿菌引起之毒，故稱陽明府證可以用承氣湯，一瀉而愈，此乃間接治療疾病之方法，手段無非用瀉劑去腸胃滯積以減輕負擔而愈。如今溫病要直接治病，而病又不限於溫度升高、大腸桿菌，以及毒素等等間接的因素，假令心跳過速，牽引血行上升入腦乃成真正的腦症，或心腦之疾病，則非傷寒方可愈，前段之清宮湯，不過是個中之較輕者，此處要用到以上三種藥，藥性峻烈而藥方價格昂貴，理由是心肺與腦一併發病，成極為危險之候，諸如失神、心悸、心臟衰弱症，禍不旋踵，此三方中所用的名貴藥物及重要藥物，大概有三、四種諸如牛黃、麝香、羚羊角、犀角之類。

　　大凡心腦併病，腦為調節人體一切機能的總樞紐，心是支持生命活力的總動力，但是在心腦方面直接連繫的臟器是肺，所以溫病症狀較輕的都用些麥冬、連翹、元參、竹葉等等的所謂清肺潤肺藥，直接看來為對咽喉的黏膜面有效，更進一步論，對支氣管亦未始沒有幫助，故而對肺之呼吸有莫大的影響，肺可影響呼吸，呼吸又可影響循環，循環向上影響大腦，腦如果有疾，不拘是任何程度病，總具有如下列條件：

一、缺氧、缺醣、腦中乳酸↑、CO_2↑。

二、腦中水分失調，亦即腦血管滲透壓因急性的炎症，或非炎症性的誘發因

素如血管硬化之血栓及出血而發生變化。

三、腦細胞營養的血流供應發生問題。

四、腦細胞中神經細胞的間質細胞，如膠質細胞（glial cell）及星狀細胞（astrocyte）發生問題。

五、腦細胞所謂真正的神經細胞營養發生問題。

六、由腦細胞發生問題影響心臟循環之調節。

七、心臟循環之供應因心動神經、高熱等等發生心腦之間的惡性循環而至於死亡。

在《傷寒論》方子中只有柴胡一味對腦略有直接發生作用之外，幾乎其他藥物對付上述的情況者全部關如。

腦中之所以缺氧、缺醣，乳酸、CO_2所以升高者，與腦血管之供應及心臟對腦血管的輸送量有關，為了使心臟輸送量之增加必須增加循環、心搏力，故而梅片、麝香、安息香、沉香、丁香等藥之所以出現具強烈促進血流作用，興奮大腦作用，但是興奮須要腦細胞有能力足夠使之興奮，故須增加腦之營養，牛黃是心腦兩用之藥，一般膽質酸之牛磺酸（taurine）本身對腦、對心都具強壯及營養作用，更能使白血球限制、移轉改善對炎症，可以調節狀況使之減輕，一般小血管之滲透壓改變而↑造成腦壓↑，麝香及羚羊角對此二種極重要的因素都可使之改善。犀角則對血管及血流具有相當大的影響，間質細胞是供應大腦神經細胞關係極為重大的細胞，大腦神經細胞很少生病，一般人之聰明智慧，大概都差不多，問題在於間質細胞的傳遞力及活動力所致。天才型者為間質細胞之傳導活力較一般人遠為迅速，但是一般腦的症病如癲癇，腦中的腫瘤都由間質細胞如膠質細胞及星狀細胞所形成，此類間質細胞是腦神經細胞供應營養、發展潛力的重要通道，此類細胞要發生問題當先是電解質先發生問題，所以硃砂、金箔、滑石、石膏、磁石具有多種電解質供應之，而且部分含有硫鍵、硫氫鍵及鐵離子、金離子等等電解金屬離子及非金屬離子、硫氫對蛋白質之結合，鐵及金對酵素之觸媒，乃生極複雜之

生化作用，吾人所知目前也是大要而已。間質細胞穩定，大腦神經細胞隨之而穩定，鈣蛋白之結合物對神經生興奮性穩定作用，此珍珠之所以用也，一般鈣絕無此等作用。由於病毒之所以入腦必須使之鎮靜，對血液中諸發病體之加以清理，此黃芩、焦山梔、黃連、鬱金、元參、升麻之所以重用，以增加抗體，對細菌病原體之抗生作用，對體液之稀釋清理紅血球之保護，此是山梔、黃芩、黃連、元參之用也，對淋巴腺用元參及升麻，對膽汁之清理用山梔、鬱金，其他諸藥如犀角、羚羊、牛黃均具鎮靜作用，麝香、梅片強烈推動血行作用，且不拘鎮靜、興奮、抑制、刺激無不與腦及心臟產生雙方面的作用，可謂絲絲入扣，真正無懈可擊，在沒有現代醫學智識以前，能開出如此妙之方，中華民族的智慧，著實高人一等，可嘆為觀止矣，反觀在清初的歐洲，實在差太遠了，我們之所以沒落責在自己，豈能委過於先人。

　　綜合以上三種丸藥的結果以觀，則以安宮牛黃丸設計最為完善，對熱病細菌，病原體等抗生力亦最強，紫雪丹之效果是著重在調節水分，穩定心臟之搏動力的平穩，至寶丹用藥簡潔，力量略遜，與吳氏所言完全相同，但是如此大藥不可一概混用，一般性傷風感冒用之乃殺雞用牛刀，以上種種應付的疾病非所常見，故而一般性神昏譫妄，用大柴胡湯、大承氣湯便可了事，神昏譫語乃腦間接受腸胃影響而發，設用真正腦藥，非但無效，抑且敗事，所謂引邪入腦，此非古人之過，過在不明機轉也。所以吳鞠通云「邪在絡居多，而陽明證少者則從芳香」意思是心肺腦三者連續生問題非常嚴重再用之（非陽明症者，非傷寒之大承氣、大柴胡證），外觀症狀是昏塞肢厥，他的理由是「邪入心包」？

第八節　溫病用藥的方式有時也不盡然高明

（18-21）

　　所謂溫毒咽痛喉腫耳前耳後腫，俗名大頭瘟，蝦蟆瘟者，其實是現在所說的腮腺炎，普濟消毒飲是治此病的主要方，一定要升麻、柴胡、黃芩、黃連並無如此必要，去之後藥力反而不及。用五行六氣，上中下焦來講，在現代眼光中似乎多此一舉了，加鮮葦根湯煎自是不差，更可以改善，用水仙膏根外敷，是去掉柴胡、升麻、黃連、黃芩，由於三黃湯對免疫力極具作用，升麻、柴胡對淋巴也有幫助，統統去掉認為病已在上焦，似不很通，去掉諸有效藥的結果，當然內服無效，又想出外用水仙膏，水仙膏後又生後遺症，再用三黃二香散（黃連一兩、黃柏一兩、生大黃一兩、乳香五錢、沒藥五錢），此方卻是高明方子，而且較前方普濟消毒飲的力量還要大，蓋藥少量大，藥力精專也，如果不外敷，內服亦佳，又何必先用普濟消毒飲去黃連、黃芩、升麻、柴胡，再用水仙膏，又用三黃二香散，直接用三黃二香散去二香改成三黃湯效果更為明確精簡。

第九節　要澈底明瞭病，不必斤斤爭論於藥

（22）

　　夏季發燒稱為暑溫，與《傷寒論》之用白虎湯的條件並無不同，白虎加人參湯亦復如斯，硬說《傷寒論》的用白虎湯與暑溫的用白虎湯不相同，實在多費口舌，無此必要，因「傷寒」及「溫病」都不是病而是症，如今症都相同，硬說病不同弄得後之治醫者，不知所從，更為現代醫學家指為笑柄，可以休矣，中醫之為人所垢病，大部分原因在此。更明瞭暑溫症，最確實了當的方法，應該從病著手，不應該專門斤斤於處方，更不應該搬出火盛必克金木生火等等強詞奪理之言，令人氣結。如以前所言人體隨氣候環境變化而變化，不過人不自覺而已，夏令天氣炎熱，熱則促進身體代謝升高，因為代謝升高是受外界氣溫關係，人體乃不得不出汗以疏洩體溫，出汗具兩種作用：對天氣是熱而疏洩體溫，對身體本身而言則人為恆溫動物，代謝熱量之產生，體溫中樞能調節的幅度並不太廣，僅持守在一個小範圍之內。

　　假如發燒體溫升高，又加以外界的高溫，則表皮血管大為擴張，要支持表皮血管的分外擴張，心搏力必須大為增強，故脈波大、大汗出，人因代償機能的升高，代謝酸度的升高則大為疲乏，極可能很快衰竭。

　　一般而言，右脈本較左脈為大，因為左腦支配人之右半體，右腦支配人之左半體，右半側如右手，右面的臟器有肝膽、十二指腸、胰頭，而左面僅有胃及脾，右面有升結腸、盲腸，而左面只有降結腸，而且是開口的，下面是肛門，壓力可以調節，一般人左側腦之應用遠較右側為大，尤有甚者，胸部右肺有三葉，左肺只有二葉，納氣之量，相差很大，心臟大動脈弓上行之分支：右面三支，左面只有二支，基於以上多種因素，右脈大於左脈，除特別的情形外，幾乎是一般性的現象，古人乃云：「右屬氣，左屬血」，氣為血之帥，故血必從氣，右屬氣，左屬血，古人是見此現象乃權為此解釋。

　　左右兩側的身體雖屬平衡，在不平衡時則互相調節以作代償，例如患此CVA之人，右側麻痺，左側必然生代償性的強直，反之亦然。

故而今右脈絕大，蓋右脈本大於左脈，今已超出限度則左脈必受抑制而更形微小。

　　人體、體能之應用右邊也較左面正常而多，乃知用白虎湯的意思或白虎加人參湯，因見芤脈不全然對，芤脈以後再談，加人參或不加，則無大關係，白虎湯在此之用，與《傷寒論》之用法一樣（見拙著《傷寒論之現代基礎理論及臨床應用》），所謂傷寒三日，陽明脈大即是指此，如果說一句戲言，硬要套上古人的玄學五行學說，也未始不可，而且還更能套得更具體而簡潔、高雅（elegant），乃云：

　　　　白虎者右金也，右脈絕大，乃白虎當金故主白虎湯，君某以為然否，左青龍，右白虎也。

第十節　所謂暑溫症的真相及治療（一）

（23-26）

　　數學乃非常複雜的大科目，然而簡單言之，不過加減乘除而已，醫學亦是複雜得不可思議，簡單言之也不過興奮、抑制、刺激、鎮靜而已，與數學不同之處，較數學加減乘除更有其他條件，醫學則有興奮則必有抑制，有刺激則必有鎮靜，反之亦然，前節所述乃大為興奮之候，人體非機器，當然不會一直興奮加強下去，待至其極限，則反而變成由興奮過分而衰竭矣，外表所具乃是抑止狀態，《金匱》所言乃絕妙好辭也：

> 太陽中暍，發熱惡寒，身重而疼痛，其脈弦細芤遲，小便已洒然毛聳，手足逆冷，小有勞，身即熱，口開前板齒燥，若發其汗，則惡寒甚，加溫鍼則發熱甚，數下則淋甚。

　　暑令出汗，表皮血管恆生擴張，心搏力須加強以維持代償，前面已經說過，後乃發熱大出汗，血管代謝心臟搏力增至極度，尚未衰竭之際有脈洪大的現象，如此則用白虎湯，以作制酸（acidity of blood）鎮靜，代謝高則 CO_2 及水分在末梢血管床中亦即肌肉內大為增加，趁心搏力尚未衰竭時由腎臟分利之，此粳米、生石膏、知母之所以用也，而今心搏力由興奮而趨衰弱，則末梢血管的擴張更較在白虎湯時擴張，因心搏力之推動力不夠，何以知之，固見其脈弦跳動幅度不寬、頻率增高，芤的意思乃是略用力下按，如蔥般地擴然中空，中醫都是如此形容，擴然中空甚難描述，而且也不容易使人懂，但略用力下按大概人人都可以懂，由於脈之搏動力絕差，只須略往下按，便見衝力不夠之狀態，乃呈所謂芤而中空好像沒有，或竟本為細數輕按則反感覺遲慢，實則力已不逮，心搏力之不及，末梢更擴張，水分積之更多，廢料在血中必須挾血中體液，配合心臟搏出力而入腎小血管分利為尿，今則全部改變，「身體疼痛重」因水分多、廢料多，「手足逆冷」因散熱過分，末梢循環不良，「發熱惡寒」因熱能代謝已低下，「小有勞，身即熱」非真正有熱，乃病人具有熱感（heat sensation），心搏力↓、O_2↓、CO_2↑、acidity↑，外面

感熱乃末梢血管中血液壅聚，稍勞則熱者乃末梢中水分血管 acidity↑，小便後則毛骨悚然因體溫放散，小便時須增壓，以增兒茶酚胺（catecholamine）為手段，如今整個外圍血液推動較為困難，神經緊張，小便即使略加升壓素上升，即感毛骨悚然，若發其汗，乃使兒茶酚胺略為上升，已經毛骨悚然，豈能再發汗，當然更形寒冷，若加溫鍼必然促進代謝，代謝廢料已多至酸性極高，小勞即感熱，再加溫鍼必然大熱，酸性（acidity）更增加也。口開板齒燥甚者水分在末梢太多，中樞無形減少，酸性增高，升壓素不應，唾液無從分泌，水分不得調節之故也。若用溫涼寒溫來講，各症俱具，無法得其要領，如知上述的機轉（mechanism）可以一目瞭然，方今之急務，全在心臟血管系統之調節，一如《傷寒論》相仿，第一當強化心力，以黃耆、人參為主，心搏力既強化，末梢血流可以增速，液體體積壅塞，當予利尿之劑以疏導，此蒼白朮、澤瀉、黃柏之所以用也，若能使神經緊張度減低則對強化心搏力、血管疏導力均可間接、直接地改善，則此五味子、麥冬、當歸、升麻之所以用也，葛根、神麴、青陳皮之所以調節腸胃道，因發熱之後，腸胃道無論內容物、自律神經動量、黏液之分泌、酵素、內分泌無不節節相連，著著改變者，故趁勢而調節之，生薑、大棗補助之更能調節血管（生薑）、血液（大棗），清暑益氣湯之用可為絕唱，然而懂得機轉，任何湯都可以的。

　　　清暑益氣湯：黃耆一錢　黃柏一錢　麥冬二錢　青皮一錢　白朮一錢五分　升麻三分　當歸七分　炙甘草一錢　神麴一錢　人參一錢　澤瀉一錢　五味子八分　陳皮一錢　蒼朮一錢五分　葛根三分　生薑二片　大棗二枚

　　有汗無汗與病直接無關，但與神經的緊張度間接有關，清暑益氣湯按上述條件乃出汗太多，而所謂體虛，說實在，乃是表皮血管太積實太壅塞之故，或可稱外實裡虛，比較恰當。大凡發熱之病最忌神經緊張卻是事實，如發熱之症，清暑益氣湯之用有汗無汗毫無關係，假如有熱度而有汗，緊張度自較無汗高熱為低，外界環境高熱，復後自身發高燒而不出汗，是腦中體溫散熱中樞有問題矣，而西醫稱之為日射病又名中暑（heat stroke），腦中散溫中樞

麻痺，無法疏洩體溫而致之，溫病中用新加香薷飲。

　　新加香薷飲：香薷二錢　銀花三錢　鮮扁豆花三錢　厚朴二錢　連翹二錢

　　散溫中樞麻痺，雖高熱不出汗用香薷可以發汗，但其主要的條件，是發汗後更可驅水利尿，銀花消炎，鮮扁豆花配合香薷消腫祛水，連翹合銀花與以前的用法相仿，厚朴麻痺而鎮靜，香薷、扁豆花得此而更能發生作用，所謂中焦上焦說說而已，不必過於認真也。體溫中樞散熱失常，乃熱甚，溫度很高而過度興奮而麻痺，若略使之鎮靜則汗自然出，尿自然利，厚朴之作用相當大，至於真正的藥理根據，現在尚未明瞭，不敢妄議，出汗則鎮靜，鎮靜後則小便利，發熱現象消失，病已稱全愈。

　　若汗出不止、煩渴而喘，當然是夏令發熱的正常現象用白虎湯。假如天氣濕熱，空氣中水分太多濕度很高，人體溫度無法因空氣流通（ventilation）而蒸發，一如身穿塑膠雨衣，衣內並非為淋濕，而是人體蒸發之汗，無由去除，滲透衣衫，皮膚亦司呼吸，空氣太濕，蒸發自然↓更須消熱解濕，濕者積於體中不應該積之水分，應該利去之，清熱白虎湯，去濕加蒼朮，相當靈巧，若乃氣喘呼吸粗促是為更進一步影響腦神經矣，由呼吸影響腦神經則大為緊張用生脈散。

　　生脈散：人參三錢　麥冬二錢　五味子二錢

　　人參、麥冬均為強心，增加腦中 O_2 之代謝及阻止大腦缺醣、缺 O_2 之要藥，北五味子乃鎮靜大腦之大藥更可強肝，三者合一，以鎮靜神經，是數一數二高手處方，豈敢忽視，用途之廣，固非局限於溫病也。

第十一節　所謂暑溫症的真相及治療（二）

（27-31）

　　暑天感染，發汗後，暑症悉減，但頭微脹，目不了了，餘邪不解者，清絡飲主之。此條頗像《傷寒論》睛不之和，不了了者，所謂餘邪入絡，不過是假設名詞，並非真有其事，中醫常稱絡，絡的意思就是微絲血管，雖然渾身上下各處都有，但真正其絡有特殊功用者不外乎在肺及腎之微絲毛細血管，蓋肺之毛細血管，須使 O_2、CO_2 交換以作為調節，有所偏差生呼吸性的酸中毒及鹼中毒（alkalosis），此點是人人都知的，腎絲球的毛細血管主司過濾、分利及排泄，一般代謝性的酸中毒及鹼中毒是由腎失職而來，雖然其原因都從腸胃道發生，其結果是腎毛細血管之波及而致，此兩處的毛細血管既與別處迥然不同，中醫此時尚不知腎的排泄機能如此複雜，且因較為隱密而不易發現，但是肺的毛細血管變化常常看得一清二楚，所指之絡即為肺之毛細血管。

　　暑熱當令，代謝高升，呼吸困難、胸悶，如用新鮮的水果蔬菜搗汁飲之或用洋人的生菜沙拉作餐，含有豐富的維生素及植物黏液蛋白對人有很多益處，此即清絡飲之所設也。

　　清絡飲：鮮荷葉二錢　鮮銀花二錢　西瓜翠衣（西瓜皮呈綠色善消暑利尿）二錢　鮮扁豆花一錢　絲瓜皮二錢　鮮竹葉心二錢

所謂暑傷肺絡之輕劑以作善後。

　　假令咳嗽無痰是乾咳，一般均為喉頭黏液↓、分泌↓而使黏膜面過敏而來，咳聲清高，可知自鼻至喉黏膜乾燥，分泌↓。

　　清絡飲為水果類、蔬菜類物自可潤喉，加杏仁鎮靜咳嗽中樞，配麥冬潤咽喉（調節黏膜），甘草一錢、桔梗二錢，以作輔藥，自可止咳。

　　假如咳嗽聲音重濁，可知痰多亦即鼻至咽喉發炎，分泌極多，急須調節水分以化痰濁，故用小半夏加茯苓再加厚朴杏仁湯。

小半夏加茯苓再加厚朴杏仁湯：半夏八錢　茯苓塊六錢　厚朴三錢　生薑五錢　杏仁三錢

藥量相當重，以取一藥而愈之功。

咽喉之黏膜是弱鹼性，上有纖毛亦為鹼性，發炎、充血則pH↓，蔬果汁是弱鹼性的，對黏膜纖毛都有幫助，設如分泌太多，則因分泌物壅塞，咽喉分泌之所以多，乃黏膜分泌細胞缺O_2供應，用半夏、茯苓、厚朴鎮靜神經更兼去痰，自然改善。

脈虛夜寐不安，煩渴舌赤，時有譫語，目常開不閉，或喜閉不開……清營湯主之。

溫病包括很多病，凡病發熱又以傳染病居多數，病原體更數不勝數，病名病型隨病不同而異，《傷寒論》治療多屬間接性，所謂誤下、誤汗者多，也就是說一個人生病而死，死於病者不過十之二、三，死於醫者要占十之七、八，病人條件差，病之不同也，有此種情形，但較溫病包括大部分感染之病要簡單得多了，《傷寒論》之神昏譫語屬一般性的又居多數系統性的（systemic），尤其是腦中電解質及水分之調節失常，或因大腸桿菌，腸間細菌因高熱而產生病毒，大承氣湯、大柴胡湯治之，相當有效。溫病則不然，其中包括了真正的腦病、一般性的腦炎（encephalitis）、腦膜炎（menigitis）。脈虛無從捉摸，「夜寐不安」是晚上肝機能↓、抵抗力↓，相對地病情↑，熱病因有熱度循環增快，心跳之速與自律神經有密切的關係，凡心跳速必須由交感神經興奮以支持之，交感性興奮↑，「夜寐不安，煩渴舌赤」均可以解釋，時有譫語外，溫病所獨有《傷寒論》上亦有之，但目常開不閉，或喜閉而不開，此乃一派大腦神經疾病症狀，是其他疾病所無，顯然是腦症，但不知是何種腦病，按前例所述，輕者清營湯，重者安宮牛黃丸、紫雪丹，其實至寶丹亦功用一致，自屬的證的方，不須用入營分氣分等等抽象名詞，使人愈讀愈不解，又說舌苔白滑者不可予也，正恐未必如此，有腦症便用上藥，若苔白滑又恐怕此證並非腦症，一如《傷寒論》上的腸胃牽涉到腦症的，則舌苔

白滑如漸漸成黃厚的大承氣湯、大柴胡湯證，考其不能分辨之由，並非氣分、血分、營分、衛氣等等可以解說，亦即愈說愈令人困擾，現代醫學進步，檢查發達，此種分辨，也成多餘了。

第十二節　在暑天發的病不一定是暑溫

（32-34）

　　暑天吐血，吐血不一定要在暑令，瘵古稱勞瘵是現代的結核病，此類菌所含的毒素，往往刺激神經，經常使病人呈精神興奮狀態，食色性也，本為人原始性的衝動，凡生勞瘵病的人，因而特別容易衝動，再加上勞瘵之衝動而吐血，故勞瘵亦即肺結核俗稱色瘵，以前在大陸四十歲以上的人還聽得到此名字，現在已經沒有了，結核病用藥絕對應該鎮靜不可興奮，即使咳嗽甚則猛咳，不管有無感染（風寒）都以鎮靜為主，清絡飲是清涼鎮靜劑略加杏仁、薏仁、滑石等平穩的藥，以免除其刺激，用得不差，但是此病當從勞瘵肺病治，如上述種種藥太輕，絕無可能有治療作用且幫助也不大。

　　凡在暑天發作的病症，吳鞠通全部給冠上一暑字，驚厥非一定在暑令發，但在暑天容易發是事實，夏日炎炎汗流浹背，本來就極易脫水（dehydration），小兒比成人細胞與細胞之間的間隙要大，間隙之間之各種體液（或簡稱水分）之流出和流入均較成人為大為速，由成人而至老年則細胞間之間隙，因久用及化學鍵的長期活動及感應關係愈來愈狹，由是以現在老年人和小孩子都很容易脫水，小孩之脫水由於水分滲透壓，流量活動能力高；老人的脫水是由於水分呆滯，帶入細胞及其間隙的機率少而脫水，兩者的機轉（mechanism）是截然不同。所謂脫水，並非真正體液全部脫去之謂，乃水分與電解質不能平衡，乃至由血管中（毛細血管中）大量滲出進入組織的意思，尤其在熱病發燒時，小孩子極容易脫水，因為小孩的細胞間隙大，循環因體溫高而快速，在腦中產生腦底浮腫 Na-K 代謝不平衡現象，外面顯出的症狀，便是驚厥，在小兒藥症直訣中，類似案例很多，何況暑天炎熱汗流不止，而且以前國人有一個習慣，認為汗出則風寒，發熱即可散去，若正在散去之時一遇冷，毛孔立即收縮，致使風寒不得外洩，此等尊古人臆測之詞，不盡然之理，深深地埋入人心，所以小兒發燒，任其汗出多少抵死也不敢將衣服脫去，以免再感受風寒，如此則夏天本來汗出很多，不緩解熱度，

不脫衣散熱，汗愈出愈多，衣服又阻礙蒸發，不驚厥何待，因為當大腦所謂中樞神經（central nervous system, CNS）出問題，溫病之紫雪丹之所以用也，成人有時也有此種現象，但是腦之機能組織已長成完全，不如小兒如此之緊急嚴重，略用旁敲側擊法改善環境清營湯，加鉤藥、丹皮消熱鎮靜，以羚羊角鎮痙，減少腦中浮腫，待腦細胞間之水分重新吸收入小血管，其病即可緩解，所謂肝風內動，手足瘈瘲之真相如此而已。

第十三節　《黃帝內經》可以作參考，並非全對

（35-42）

　　中國醫學始創於《黃帝內經》（後文簡稱《內經》），這不過是傳聞之言，真正條件情形如何，有待考證，此非本書範圍以內的事，不待贅言，即《內經》以及所有中國傳統醫學所討論的總綱，人的致病之由，無不說是外感六淫之氣，內傷七情之慾，《內經》更強調四時氣運之論，按照常例或一般事實而論，人的生病似乎不是外傷於六淫，內傷於七情，一般身體健康的人，略受風寒，或略受挫折、發怒、憂慮，似乎並不像古書所說的，如此強調，如此色彩，壁壘分明，立刻發作，倒是現代醫學所創的病原體，一旦感染，雖然有一部分因抗力健全而不病，但以動物試驗，真正大部分都可以致病，那麼是古醫學錯了，卻也未必，古人所創的五行六氣之說、外感內傷之論，在一個健康人來說，影響的確是微乎其微，但對一個不健康而有病的人而言，影響非常之大。古人所述可以說是大部分都非常正確，對一般慢性病例如結核病或者癌症（cancer）以及腦中風等，無不是平時日積月累而病人不自知，日後至一定臨界條件之後突然發作，則此病在未病之先的情緒影響生活條件亦佔十之六、七，一旦天氣變化或有感染一併齊發也是不可否認的事實，由於此種條件非常隱微，一般人不易察知，古醫籍又一再強調，粗看起來好像離譜了些，實則另有一套，並非全部是玄學荒唐之論，考其源由在現代科學醫學上也並不是全部毫無根據，因為人體每日補充進入的能量幾占百分之七十以上，全部用諸於體液的調節上，而體液的調節由於：

一、細胞內外體液之變化

二、微小血管之循環及滲透

三、內分泌及鹽類之調節

四、酵素及液態神經素（autacoid）之轉化

五、電荷之影響

諸如此類則大部分受天氣、情緒生活之影響更是無可否定，西醫書上亦曾一再強調，於今研究愈深發現愈多，如果將眼光放遠些，不作立見結果而論可稱相當不易，不過我國先人強調得略為過分了些而已，例如《內經》云「冬不藏精，春必病溫」，意思是冬天應該秘伏，否則精不夠便無法應春天陽和生長之氣而病溫，是講得太過分了些，可以說根本沒有這種情形，即使要有也無非是春天一來，冬天的代謝、內分泌一時須漸漸轉換以應天氣之轉變，然若有所感冒或感染則發病，其發病的情況症候與在夏天不同，與秋天不同，何也？環境寒暑不同而已，此非病不同，病可能不同，但是真正相同的病，在不同時令發生其症象是截然不同，此一點乃人所共知，生物本具有適應性（adaptation），人類自不能例外，假如在熱帶赤道地帶如新加坡則終日盛夏，在寒帶則暑天極短，人類居此對氣候之變化不大，但是要生病，照樣也生病，《內經》之說仍是可通，但色彩方面就更不能如此強調了，所謂伏暑之說，本就是從《內經》的冬不藏精，春必病溫的延伸而來，根本沒有這種情形，尤其今天科學發達，機械大量代替人工，人的勞力在夏天不致於十分疲勞工作，更有冷氣調節，那裡來什麼新源伏暑，說說而已，不必曲為辯護也。感冒、感染而已何需過甚其辭，人的環境不同、生活不同，即使受相同的感染，其症象不同乃有不同的處方，應個別之變。

舌白口渴無汗腸胃道不清，銀翹散去牛蒡、元參加杏仁、滑石主之分得太細了，不去牛蒡、元參不見得有什麼大害，胸悶加玉金四錢、香豉四錢，嘔而痰多，加半夏六錢、茯苓六錢，小便短加薏仁八錢、白通草四錢，隨症加減不必拘泥。

舌赤口渴無汗銀翹散加生地、丹皮、赤芍、麥冬。舌赤口渴表示神經緊張，部分因感冒發熱甚多脫水現象，加之較不加是好些，但亦未必一定，端視病的條件，不可一概而論。

舌赤口渴汗多，神經緊張是不穩定狀態，生脈散自是好方，加沙參、丹皮、生地救濟調節水分。

舌白口渴有汗或大汗不止乃酸血症，生石膏、黃芩佳，加不加杏仁就看

情形，去不去牛蒡、元參、荊芥穗不關宏旨。

大汗不止，acidity↑，當然白虎湯或白虎加人參湯。

第十四節　何謂濕溫症

（43）

> 頭痛、惡寒、身重疼痛，舌白不渴，脈弦細而濡，面色淡黃，胸悶不飢，午後身熱，狀若陰虛，病難速已，名曰濕溫。汗之則神昏耳聾，甚則目瞑不欲言，下之則洞泄，潤之則病深不解，長夏、深秋冬日同法，三仁湯主之。
>
> 三仁湯：杏仁五錢　飛滑石六錢　白通草二錢　白蔻仁二錢　竹葉二錢　厚朴二錢　生薏仁六錢　半夏五錢

以上是吳鞠通對濕溫下的定義，後面另有套說辭，以作此病的解說，假如愈說愈糊塗，還不如從略，從病症描述的情況下，思考較為直接了當，否則含混不清，無法透澈，與《傷寒論》的一套鑑別診斷法，因為是症而不是病，無甚意義，頭痛、惡寒、白苔不渴、脈弦細而濡，只是最後一句尚有所商議之外，其他不予焉。更進一步的證象是面色淡黃，至少可知連帶及膽紅素及血紅素的問題，「胸悶不飢」為胃腸道大有問題，「午後身熱，病難速已，狀若陰虛」，老是發熱不退，尤其晝輕夜重，脈呈軟弱，遍考所有病發熱長期，脈搏反遲弱者，此處傷寒乃真正的傷寒（typhoid fever），下之、汗之、潤之，可以毫無結果，使病情更為惡劣，病人本來還可以不死，延醫醫治反促其死亡，神昏耳聾，目瞑不欲言與脈虛夜眠不安屬同一類型，第十一節中解說亦嫌不夠，今當更為詳細解釋之，腸中所含之胺（amine），若發燒而溢出者為血清素（serotonin），則對大腦有抑制作用，病者因高熱而昏沉嗜睡，若在小腸與大腸相接端之迴腸處所溢出者為多巴胺（dopamine），此物在大腦的海馬迴處是興奮作用，可以一直不眠，多巴胺在腦底豆狀核及黑質紋狀體路徑（nigrostriatal pathway）中具有鎮靜作用，在此處假若多巴胺減少，便患巴金森氏病（Parkinson's disease），如在海馬迴則使大腦呈興奮狀態，同樣的胺在不同區域，亦即不同的環境，產生極端相反的結果，胺如此，其他事物何嘗不是，例如因一個在不同環境所扮演之角色不同，一位男士在家是

丈夫和父親，在公司或者工廠是辛勤的工作者，在國家則是一國的國民，其作用工作義務權利截然不同，則有何異於多巴胺，更推而廣之可知有許多不同的類型，譬如前列腺素（prostaglandin）有 PGE、PGA、PGF 等等，其實 PG 者 PG 而已，不過在某處環境不同的衍生物（derivative），一如類固醇激素（steroid hormone）又何嘗不然，不能知其環境之使其所以然，從而知其有很多不同種，無怪乎愈治愈亂，愈理愈紊矣！反之也可以說，我們生化的程度，雖然天天在進步，仍在搖籃之中，還未發展成熟，腸中既有大量多巴胺溢出，高熱、面黃、腸、膽均有問題，更云長夏、深秋、冬日同法，更可知此病與一般對時令天候之關係不大，其主要問題乃在腸子亦即腸傷寒，飛滑石、白蔻仁緩和腸子黏膜，厚朴、半夏調節腸運動量，通草、竹葉之去濕解熱，薏仁、杏仁之清利腸內容物而潤下，方子開得恰到收處亦未必一定盡善盡美，尚可，但不十分精彩。

第十五節　濕溫症的各種處理法

（44-49）

　　濕溫邪入心包，神昏肢逆，清宮湯去蓮心麥冬，加銀花赤小豆皮，煎送至寶丹或紫雪丹亦可。

　　清宮湯去蓮心麥冬加銀花赤小豆皮：犀角一錢　連翹心三錢　元參心二錢　竹葉心二錢　銀花二錢　赤小豆皮三錢

　　清宮湯加減，加紫雪、至寶丹，本屬治腦症之妙方，此處吳氏解釋頗為精彩，汗者不過是結果而已，非以發汗可以治病，此在拙著《傷寒論之現代基礎理論及臨床應用》中再三強調之，古時卻倒果為因，特以發汗為手段而治病，殊不知發汗之際牽連波動許多神經、血流、電解質變化，故張仲景亦云濕家忌發汗，發汗則病痓。何以治痓仲景無方，此則已有方，乃有前呼後應之妙，我們已經再三陳述過，人身之調節本來是液體或竟稱液體調節的大本營，一般日常所用的能量應用於此者幾達三分之二以上，亦即使體液於細胞內外流通乃得維持健康及生命，一旦有病，便失去調節，失之輕者病輕，失之重者病重，雖然略嫌粗淺，大概可以說是對的。濕溫在熱症中論是較重者，因為水分之不調節，已溢於表面人人之可知的地步，天氣潮濕不能蒸發，或者咳嗽不爽，或者黃疸，身體組織彈性缺乏，熱發不透，則汗多油垢，由於天氣之溫度↑網狀內皮系統（reticuloendothelial system, RES）在小腸中的抗力↓則病大多數無法立時全愈，腸傷寒（typhoid fever）尤其具有代表性，一般纏纏發熱，所謂中濕之病，大都汗出黏垢，胸口發悶，疾目畏光，咳嗽聲音重濁，一如古稱其咳如在甕中者、中濕也，此類咳嗽也稱悶咳，因為喉頭黏膜大部分浮腫，或竟不咳而咽痛，這要看當時情況而變故云，濕溫喉阻咽痛者，銀翹馬勃散主之。

　　銀翹馬勃散：連翹一兩　牛蒡子六錢　銀花五錢　射干三錢　馬勃二錢

不痛但阻甚者加滑石六錢、桔梗五錢、葦根五錢服法如銀翹散。

連翹、牛蒡子、銀花、射干、馬勃均為治喉頭藥，一派專用，則黏膜疼腫自可消除，若感覺阻塞，我們知道此阻塞絕非像食道癌般的阻塞，即使真是食道癌的阻塞，也絕不是因為癌長在咽喉，便使咽喉阻塞，如此地簡單解說，更有其他因素，推波逐瀾，使情況更嚴重更惡化者，滑石用以安靜胃腸消化道，葦根調節肺氣管，咽喉黏膜之分泌，桔梗對喉頭黏液分泌、咽喉黏膜之動量，均有幫助，由張仲景以前一向用之，有甘桔湯，如此則阻塞可以減輕或竟治愈，咳是肺的事，噦是胃腸食道的事，乃云氣分痺鬱而噦者，宣痺湯主之，上焦清陽憤鬱亦能致鬱，治法故以輕宣肺痺為主。

宣痺湯：枇杷葉二錢　鬱金一錢五分　射干一錢　白通草一錢
香豆豉一錢

由此可知噦雖是胃腸之事，用肺藥也可以好，其原理非常明顯，不拘是咳、是噦、是喘，都是喉頭亦即咽喉的事，中藥用藥範圍很廣，涵蓋面極大，若是單說某藥能治某病者，實不多見，要得效果必須綜合處方，處方的條件，又須隨病症、體質、天氣，種種應變條件而定條件，如今再來一個情況，濕溫喘促者，千金葦莖湯加杏仁滑石主之，喘是肺的事，葦莖是正用，加滑石以鎮靜胃腸，加杏仁以鎮靜呼吸咳嗽中樞，方不怎麼樣，給人的示範，絕妙。

千金葦莖湯加杏仁滑石：葦莖五錢　薏仁五錢　桃仁二錢　冬瓜
仁二錢　滑石三錢　杏仁三錢

有人會奇怪，這裡喘也是喉頭有關，為什麼沒有喉頭藥，其實杏仁、桃仁鎮靜呼吸中樞，即間接鎮靜喉頭，冬瓜仁滋潤喉頭，更所以祛痰，薏仁亦復如斯，又何須標明，某藥如何如何云云，例如一物瓜蒂湯僅瓜蒂二十個而已，治療之病是《金匱》謂太陽中暍，身熱疼痛，而脈微弱，此以夏月傷冷水，水行皮中所致此，一切瓜蒂湯主之，此熱少濕多陽鬱致病之方法也，既然只有單味瓜蒂，想必瓜蒂一定治以上所述的病了，如果查新藥分析中藥的書，根本闕如，或竟毫無益處，看老式的本草本經，又寫得天花亂墜，似乎

每一樣病都可以治，如果皆不得要領，則一本照上例《金匱》的用法及《傷寒論》的用法，瓜蒂之為藥，總可以收名定價了，其實仍是無效的，第一不知道《傷寒論》、《金匱》或竟《溫病條辨》上所說的病是什麼病，其機轉（mechanism）又是如何，假如不去管它，就鐵定照所述的樣版準用，照樣無效，而且有時會得相反的效果。若要問瓜蒂究竟能治什麼病，最坦率地回答是什麼病都不能治，只有在某種條件下有效，此條件的發生，根本須看病人身體的反應而決定。瓜蒂並不能主動產生效果，以上所述的太陽中暍、身熱疼痛是感染發燒所致的現象，按例發燒應該脈數，至少亦應該脈微數，何以竟脈微弱，弱之一字，大耐人尋味，夏令炎熱本自多汗，發熱則汗出更多，汗多體溫之疏洩亦多，故而熱度不可能太高，汗繼續大出，脈博不微弱何待，是否汗多導致心臟衰弱，可以如此，但尚不致於到如此嚴重的地步，而末梢血管因多汗而長期擴張，此殆無異議，於是心臟的推動力轉而呈弱，故呈現此種脈象，假如略為利尿，略使血壓上升，則心臟血流回流力↑，即能使此種不平衡狀態糾正，所以《內經》云暑邪屬心，心邪當由小腸瀉，瀉小腸即所以利小便，如此而已，但是假如其人心煩胸悶，噁心欲吐，則神經的反應集中在上部，當然仍可用由小便瀉之法，如果因其上逆而用湧吐之劑，則可一吐即快，要比由小便利，少去一番手續直截了當，故而用瓜蒂。水行皮中雖然不對，要之亦去事實不遠，身體弱用參蘆，意思相同，假如用了此藥不吐又奈何，若果而不吐先是重點是上逆，上逆無法一直繼續上逆，除非真正的阻隔，乃重病，慢性病有之；熱病、感染病絕對無之。不能上逆反射即使下達而瀉，瀉之方法或大便或小便，因不能一概而論也。由於一味瓜蒂有如此多之先決條件，後而牽連很多機轉，利用此種機轉又可以轉治其他種種疾病，此所以稱舉一而反三，聞一而知十。若硬要說瓜蒂有何用處，鏡花水月，絕不可達，此乃中醫中藥之精神，也是其神秘之處，其實說穿了，豈但不神秘，抑且非常合理，極為靈活利落，惜世人不知耳。上述的病情輕者如法用瓜蒂，若更進一步嚴重則停滯在末梢血管的血液發生滯留，而漸漸影響到心臟階段則成寒濕傷陽，形寒脈緩，舌淡或白滑不渴，經絡拘束；心搏力↓，

肌肉缺氧（hypoxia）↑，則用桂枝薑附湯了。

桂枝薑附湯：桂枝六錢　乾薑三錢　生白朮三錢　熟附子三錢

則此方不需要再行解釋，自然一目瞭然了。

第十六節　風濕熱也雜在濕溫章中，更含有其他疫病

（50-53）

　　骨節疼煩時嘔，其脈如平，但熱不寒，名曰濕瘧，瘧必寒熱交作，西醫所稱瘧疾（malaria），中醫論症，以上所述全然不類，此非溫瘧，乃是風濕性關節炎，時嘔一句，最為特出，是鏈球菌（Streptococcus），風溫病比較特出之處，白虎加桂枝湯是相當有效的方。

　　　白虎加桂枝湯：知母六錢　生石膏一兩六錢　粳米一合　桂枝末
　　　三錢　炙甘草二錢

　　但熱不寒，或微寒多熱，舌乾口渴，更非溫瘧，亦非癉瘧，是充血性胃炎，感染之後時常遇到，胃的分泌由大腦底部的下視丘經反饋（feedback）後，使口腔中分泌唾液，此類發熱不會太高，唯感覺唾液異常乾厚而泡沫甚多，用維他命（vitamin）及五汁飲立刻可以解決，如仍嫌不足加竹葉、連翹；胃壁充血 pH↓ 則加知母，感覺燥熱加生地元參；潤肺潤腸加杏仁；緩和胃黏膜緊張加滑石。

　　　舌白渴飲，咳嗽頻仍，寒從背起，伏暑所致，名曰肺瘧，杏仁湯
　　　主之。

　　咳嗽感冒而已，何必硬稱肺瘧，硬要五行五臟排名，徒亂人意，伏暑無意義，天氣新涼卻是事實，此類咳嗽多係夏令酷熱之後方入秋冬，天氣轉涼，溫度降低所致，試看一般較肥胖而不太運動的人，尤其女性在酷熱夏令至黃昏傍晚往往會手腳浮腫，足部更多，此絕非有病，乃是夏令天候熱，濕度高的關係，明晨一覺醒來便可恢復，至傍晚又再此種現象，咳嗽頻仍可知是氣管喉頭發生痙攣（spasm），乃咳而不停，痙攣的結果，當然和肌肉緊張相關連，肺支氣管及喉頭的平滑肌痙攣，波及外界背部的肌肉緊張，復加天氣新涼，倍覺寒從背起，此不過比較輕者，再重便見項背強几几的葛根湯條件了。咳嗽減輕背部，惡寒自然↓，故只用杏仁湯。

杏仁湯：杏仁三錢　黃芩一錢五分　連翹一錢五分　滑石三錢
桑葉一錢五分　茯苓塊三錢　白蔻皮八分　梨皮二錢

　　杏仁、黃芩、連翹均為鎮靜之用，黃芩更退充血，咳嗽頻仍乃是痙攣，單憑鎮靜喉頭氣管，嫌力不夠復加滑石、桑葉、茯苓、白蔻皮、梨皮調節腸胃，增加抗體。一般病人恆感有氣上衝則劇咳一陣子，此氣之上衝由是而導緩解，一切改善，還不須要用到桂枝、葛根，蓋呼吸道情形改善，神經性痙攣自然解除，舌白者胃腸有積，影響橫膈膜，使咳嗽增加，渴飲者喉頭因外界新涼，溫度突↓而致也。

熱多昏狂，譫語煩渴，舌赤中黃，脈弱而數，名曰心瘧，加減銀翹散主之。

加減銀翹散：連翹九分　銀花八分　元參五分　麥冬五分不去心
犀角五分　竹葉三分

兼穢、舌濁、口氣重者安宮牛黃丸主之。

　　按理此是《傷寒論》的陽明府證承氣湯症，腦部神經都屬副交感神經，對脈搏、心跳均具抑制作用，昏狂譫語波及腦而脈見弱的，大承氣湯症亦有，不一定為溫病什麼心瘧所獨有，舌赤中黃更不可靠，承氣湯比上方要簡單明瞭多了，而且犀角價格昂貴，又何必要用上方。情形是這樣的，《溫病條辨》之處理熱症比《傷寒論》進步及高明之處，是前者兼顧體液亦即電解質及血漿蛋白的關係，後者則較少，所以張仲景的《傷寒論》中，對瀉特別慎重，瀉後的副作用特別多，因下之致死者也不少，由於上述種種的情況用承氣湯當顧及當時的條件。如高熱導致心肺衰竭、缺 O_2，上達大腦的神志昏憒，用承氣湯因瀉而生理上生突然的巨變，心肺腦症體力已不夠，可以致命，此特別提示用犀角以強心退熱，其他一切藥物無不對血液、體液產生直接、間接的調節作用，端為高招，可惜硬用心瘧這一名字，又強詞奪理，曲為維護，令人愈讀愈糊塗。

第十七節　燥的機轉及治療

（54-65）

　　關於秋燥及燥症，吳鞠通不厭其煩，洋洋灑灑伏氣、復氣、勝氣、標本中氣，蔚為大觀，令人愈聽愈糊塗，昏頭轉向，不知所云，這就是老派醫學的不足之處了，若要按照五行六氣的原則去研究，吳氏所說的燥，不要說是埋首苦讀，就是一頭碰死在書本上，恐怕亦沒有什麼結果，從舊書堆中翻跟斗，愈描愈黑，何如另起爐灶，直接將此燥字，闡說清楚，超乎象外，得乎寰中則必須實事求是，不作空談，翻覆陰陽無甚意義也。按燥之一字是從夏季轉成秋季，變化而來是為外因，也有從體內循環不及，血管供氧量不足而來是為內因，如今分別詳述之。我們早已知道人體健康生命的維持是靠微絲血管而非大血管，大血管的任務不過輸送血液的樞紐而已，夏季酷熱多汗，皮下淺支毛細血管擴張，一到秋天新涼，毛細血管隨之而收縮，皮下的毛細血管的敏感度雖高，還不及黏膜面下的毛細血管更敏感，而且毛細血管在黏膜下更加密布，由鼻腔至咽喉而肺胃密密層層，故而外視均呈紅色，夏季濕度高蒸發力↓，一到秋季濕度↓、蒸發力↑，由於此兩種因素，黏膜分泌的黏液本屬蛋白質，設或略受感冒，則肺氣泡一直向外延展至鼻黏膜分泌之黏液蛋白失常，蛋白失常往往會收縮，復加秋高氣爽，血液從表皮集中內部，黏膜為內在襯墊，自然充血而呆滯，如此則其人喉頭及鼻咽感覺乾燥，此為輕者，若病略重則因黏液之變化，非但影響黏膜本身，更由黏膜而影響肺活量，肺活量↓ O_2 與 CO_2 交換不足，CO_2 相對↑則血管擴張，血液因血管擴張而略具流動慢，微具阻滯，如眼結膜上可見滿布紅絲，喉頭充血而乾燥，但未至肺氣腫（emphysema）的程度，若慢性病肺活量↓，恆先面目通紅，全身倦怠，渾身痠痛，末梢血管呈硬化，豈但在肺更兼及肌肉皮下，所謂發紺（cyanosis），當然是非常嚴重了，一般血管不良或微血管呈硬化之人在夏季尚可，一入秋天極易感冒，表面上是感冒，實則血管不良，履霜堅冰至，是不可不知也。更有人平時有伏病者，如氣喘或者痔瘡，或腸胃下垂，由夏入

秋而易感冒則舊病一併隨之而大發，此為「六淫之氣」，若過度操勞、熬夜或焦急，照樣一併發作，是為「七情六慾」，秋令感冒之輕症。

秋感燥氣，右脈數大，傷手太陰氣分者，桑杏湯主之。

桑杏湯：桑葉一錢　杏仁一錢五分　沙參二錢　象貝一錢　香豉一錢　梔皮一錢　梨皮一錢

右脈本大於左脈，發熱則更明顯。桑葉保護血管兼鎮靜，杏仁鎮靜呼吸中樞兼滋潤，象貝改善喉頭氣管分泌，梔皮、梨皮退充血，香豉略略健胃。

「感燥而咳者桑菊飲主之」，燥本是一種感覺（sensation）而已，桑菊飲藥用藥效前已詳述，若乃「燥傷肺胃陰分，或熱或渴者沙參麥冬湯主之」此即喉頭有充血，分泌液變質。

沙參麥冬湯：沙參三錢　玉竹二錢　生甘草一錢　冬桑葉一錢五分　麥冬三錢　生扁豆一錢五分　花粉一錢五分

黏膜分泌黏液上起咽喉下達肺小氣泡及胃黏膜，若亦生此種現象自然較前述二種為重，沙參、玉竹豈但強心，抑且調節肺之黏液而所謂潤肺，桑葉、麥冬隨之而用，花粉、生甘草、生扁豆更改善過敏 pH↓，假如血液於微絲血管滯留且滯留程度再提高，則成「燥氣化火」，清竅不利，耳鳴、目赤、齒咽痛，則用翹荷湯。

翹荷湯：薄荷一錢五分　連翹一錢五分　生甘草一錢　黑梔皮一錢五分　桔梗二錢　綠豆皮二錢

此則血管鬱滯更甚，尤其在顱外之小血管（vessel of extracranial system），在耳則耳鳴、羚羊角、苦丁茶退充血、目之退充血菊葉、夏枯草、咽則牛蒡子、黃芩退充血更兼稍事鎮靜，更加桔梗略具溶血作用，以利血行。由桑杏湯至翹荷湯步步加重著手處均為高招，吳鞠通用方嘆為觀止，奈何說理則全然不通，燥症之嚴重則以諸氣憤鬱，諸痿喘嘔，嘔之因於燥者，喻氏清燥救肺湯主之。

清燥救肺湯：石膏二錢五分　甘草一錢　霜桑葉三錢　人參七分　杏仁七分　胡麻仁一錢　阿膠八分　麥冬二錢　枇杷葉六分

則此燥症已非屬於肺氣管支之黏膜問題，更波及胃腸之黏膜了，何以言之，蓋肺活量↓是燥之嚴重結果，O_2與CO_2交換不足，則CO_2↑酸性↑，患者之感覺因充血之久而熱甚，《內經》也云「諸氣憤鬱，皆由於熱」，是因酸↑而影響代謝矣。肺納O_2充足則胃腸動量正常，肺活量不夠則胃腸動量↓，近代醫學深入的書籍中多有提及，平時臨證亦是屢見不鮮，pH↓則酸性↑在肺活量不足則憤鬱，消化道動量↓，代謝因pH↓而抑制，全身感熱，手足無力則稱痿症，一般古籍均責諸在胃，其實胃之pH↓、酸↑原因，在肺之活力不夠O_2↓、CO_2↑，當時科學尚未昌明，由經驗而得實在不容易，清燥救肺湯見解卓越，是高招，所謂見垣一方也，石膏消胃之熱，鎮靜各種液態神經素（autacoid）不使影響神經，阿膠、杏仁、胡麻仁潤總體之燥，枇杷葉、麥冬、桑葉、杏仁又潤肺支氣管之燥，甘草兼鎮靜胃，復祛肺之痰或潤調支氣管之分泌液，諸鬱、嘔、痿、喘迎刃而解，一切外因之燥，至此可謂大備矣。茲再論內因之燥，外因之燥來自秋天氣候乾燥，鼻咽至肺胃之黏膜本來極為敏感，如捻紙捲略略伸入鼻中則大打噴嚏，將手指略觸喉頭立刻反射嘔吐，此等黏膜因天氣乾燥蒸發快而乾燥，復因在鼻腔咽喉等重要地區，或竟深入肺胃，所謂重要地區者，人生命之所繫，在頭在喉均是距離心臟血流補給較近的地區，故而只能充血，尚不致於鬱血，充血（blood congestion）與瘀血（blood stasis）之不同乃前者燥而血流雖滯，流量仍有，故燥而熱，用清涼退充血之劑自是合拍，濕與燥雖自兩相極端，其實按照血液動力學來觀，是一條線產生的現象，一般體液分布不平均，亦即所謂燥濕不能互化，在拙著《傷寒論之現代基礎理論及臨床應用》中言之甚詳，今再深入研討，假令組織中體液由於滲透壓之關係，向血管集中者多，或由液體壓力，由血管滲入組織中為少時則感覺為燥，例如我們現代醫學所談的脫水即是組織中水分集中於血管裡，外面見到的是全身冰涼，而皮膚乾燥，甚則手指癟落、目眶下

陷，既燥而又冷，這可以說是比較最容易見到，一般性、一過性的「寒燥」；情形如果相反則皮下末梢大量充血，血管中血流、體液回收力↓也是比較容易見到，而為一般治現代醫學者所忽略的便是濕熱，就是前面用一物瓜蒂散的實例，但是必須在心臟循環尚無衰竭的條件之下，所以恆為人所忽略者，蓋情形並不嚴重之故，寒燥、熱燥均為病人主觀的感覺，故現代醫學不與焉，設或傷風感冒必然先覺喉頭乾燥充血也，有痰乃黏膜之分泌，若痰薄而且白，則黏液分泌↓而病人因感冒加怕冷，此不關是時令之轉變，設用藥杏蘇散。

杏蘇散：蘇葉　半夏　茯苓　前胡　苦桔梗　枳殼　甘草　生薑
　　　　大棗　橘皮　杏仁

此方綜合效果是對喉頭黏膜大小血管具調節作用，苦桔梗可略溶血以利血行，生薑可促進血管運動神經↑，大棗可調節血液之血糖，橘皮可具發揮油止喉頭之癢，並認為是熱燥當用薄荷，蘇葉、半夏、枳殼可調節肺胃不使，所謂氣上逆而喘而咳，茯苓、前胡可調節水分不使涕多痰多。無汗脈強甚或緊者加羌活微透汗實則鎮靜神經因感冒之 stress。汗後咳不止去蘇葉羌活加蘇梗，去與不去無關宏旨，加蘇梗則力更宏大；瀉泄腹滿因感冒之 stress 波及腸胃從《傷寒論》例治加蒼朮、厚朴，與濕燥不互化有關，非一定與濕有關；眉稜骨痛乃感冒頭蓋骨外神經受抑止，當用白芷興奮之。熱甚以黃芩退熱鎮靜。用藥之靈活，無出其右，足可為天下法，設或此謂之甘溫苦辛法，則隨便可言，指鹿為馬，要辯則不勝辯，評駁則不勝駁，從略矣。嚴格說來不過是因為傷風感冒，喉頭小血管之局部小小地脫水而已，與統盤之 "dehydration" 並無二數，特不易察知而已，假若此種溫病如上所述之 "debydration" 因感冒後波及全身則感體痛，用桂枝湯與《傷寒論》也無二致，不必另立章法，此即所謂內因之燥，亦稱寒燥。其實病無寒熱，藥無溫涼，近代醫學所見的確如此，無奈中醫傳統已久，一定要硬說寒熱溫燥反而自縛手腳，要想開展，更難上加難，明瞭機轉，寒熱溫涼大可以不必，例如病之所謂寒燥，燥乃小寒之說，一半固然是由於症象，一半因為是用了所謂「溫

熱之藥」而緩解，則此病必屬於寒，如此直接、間接，推而廣之，永無止境，話愈講愈歧，理愈辯愈晦，令人感慨萬千。又云燥金司令，頭痛身寒熱，胸脇痛，甚則疝瘕痛者，桂枝柴胡各半湯加吳茱萸、楝子、茴香、木香湯。

　　桂枝柴胡各半湯加吳茱萸楝子茴香木香湯：
　　桂枝　　吳茱萸　　黃芩　　廣木香　　人參　　生薑　　川楝子　　小茴香
　　白芍　　炙甘草　　大棗　　半夏

　　此方本為《傷寒論》方的小柴胡湯及桂枝湯，其中最大的機轉為桂枝湯擴張末梢血管，小柴胡湯鎮靜大腦調節脇間小血管及淋巴循環，乃是血流不暢，鎮靜中樞即所以擴張末梢血管，反之亦然，具有銅山西崩，洛鐘東應之妙。因有胸脇痛兼及疝瘕加吳茱萸、川楝子、茴香、木香，凡此均為調節腸子運行，一般所治疝氣常用之藥，端是好方，但其註解則全然不類，此類之病人並非在秋令才生此病，乃早前本有此病，不過至秋令發作而已，原因是天氣驟然轉涼，人體基於應變，內部充血，外表收縮，致使已有病態運行略為失常之腸子，一時應付不及，乃生氣體而膨脹，病於焉發作，如此而已。因為古稱秋為燥金，又認《傷寒論》之屬熱，復加吳茱萸、川楝子、茴香、木香、所謂溫而通之劑而愈，定其名云寒燥，再來一套金克木，足經手經，不亦悲乎。按照前述之血液動力論滲透壓大於流體壓，即血管之輸入組織的體液↓輸入困難，病人感燥感寒冷，故而脈管中血液過分壅塞，心臟鼓動脈搏，一如搏動一根脹滿液體的管子，其感覺是短亦即其抖動波幅較小，是濇也，即很結實近乎似不跳動，簡言之即是血管搏動凝結不甚緩軟，不靈活。與暑天中暍，脈之搏動既緩而且軟完全相反，蓋組織中液體多而血管中流體少，稱濕，心臟則隨血管條件改變而調節。短濇之脈，何需說是金是燥，但知脈管亦即血管搏動振幅較小，強直而缺乏彈性（此與強硬之脈不同，強硬之脈彈性充足，且振幅亦大，絕不可混淆，否則誤人匪淺）。血流之流入毛細管，滋潤組織量既不夠，則組織之動量低下，更顯得呆滯，在臉面上則帶青黃，腸子動量不夠，乃小血管輸送能量到組織↓，乃積滯垢物，或惡性循環，假令用《傷寒論》之承氣湯促進腸子蠕動而下，是無法達到目的，因為承氣

湯中促進蠕動，退充血之藥只有大黃一味，厚朴反使運動神經麻痺，更加芒硝，改變滲透壓之藥，通篇以觀對改進充血性急性的腸積滯非常有效。所以有效者乃血管中血液之流暢尚未受影響，何以言之，我們可以見到大便乾燥，大腸吸水分能力尚且存在，用藥略為推動，一觸即發，芒硝使腸子分泌液體至腸腔，必須在血管滲透壓在正常條件下方可，今則滲透壓改變，血管因而呆滯，則無法行其藥效，且附近之組織因血流供應↓生萎靡、退化、呆滯現象亦即中醫所謂陰寒，寒燥反當用興奮，促進循環血流之藥即中醫所謂甘溫之藥，如此組織恢復機能，腸子恢復蠕動，所以要用《金匱》的大黃附子細辛湯、天台烏藥散，假如實在非常病深，無法溫通則多用巴豆霜之類，調節脊椎神經後加促進分泌蠕動，此類之病多本屬慢性病，且病已久者與承氣湯的條件全然相反，吳鞠通舉二個案例，醫得非常漂亮，值得全部照錄如下，但其機轉前段已經詳述，不再復行解釋。

> 丙辰年治一山陰幕友車姓，年五十五歲，鬚髮已白大半，臍左堅大如盤，隱隱微痛，不大便數十日，先延外科治之，外科以大承氣湯下之，三四次終不通，延余診視，按之堅冷如石，面色青黃，脈短濇而遲，先尚能食，屢下後，糜粥不進，不大便已四十九日，余曰此癥也，金氣之所結也，以肝本抑鬱，又感秋金燥氣，小邪中裏，久而結成，愈久愈堅，非下之不可，然寒下非其治也，以天台烏藥散二錢加巴豆霜一錢，薑湯和服設三伏以待之，如不通第二次加巴豆霜分半，再不通第三次加巴豆霜二分服，至第三次後，始下黑亮球四十九枚，堅黃能破，繼以苦溫甘辛之法下之，第二次而通，下黑亮球十五枚，雖亦堅結，然破之能碎，但燥極耳，外以香油熬川椒熨其堅處，內服苦溫芳香透絡，月餘化盡，於此證方知燥金之氣傷人如此，而溫下寒下之法斷不容紊也。

> 乙丑年治通廷尉久疝不愈，時年六十八歲，先是通廷尉外任時每發疝，醫者必用人參，故留邪在絡，久不得愈，至乙丑年季夏，受涼復發，堅結肛門，坐臥不得，脹痛不可忍，汗如雨下，七八日不大便，余曰疝本寒邪，凡堅結牢固，皆屬金象，況現在勢甚

危急，非溫下不可，亦用天台烏藥散一錢、巴豆分許，下至三次始通，通後痛漸定，調以倭硫黃丸，兼以《金匱》蜘蛛散，漸次化淨，以上治驗二條皆係下焦證，以出陽明堅結下法，速驗而及。

第十八節　治燥的方解

（66-67）

　　燥氣延入下焦，搏於血分而成癥者，無論男婦，化癥回生丹主之。

　　化癥回生丹：人參六兩　安南桂二兩　兩頭尖二兩　京三稜二兩　蒲黃炭一兩　藏紅花二兩　蘇木三兩　桃仁三兩　麝香二兩　片子薑黃二兩　公丁香三兩　川椒炭二兩　䖟蟲二兩　蘇子霜二兩　五靈脂二兩　降真香二兩　乾漆二兩　當歸尾四兩　沒藥二兩　白芍四兩　杏仁三兩　香附子二兩　吳茱萸二兩　元胡索二兩　水蛭二兩　阿魏二兩　小茴香炭二兩　川芎二兩　乳香二兩　良薑二兩　艾炭二兩　益母膏八兩　熟地黃四兩　鱉甲膠二斤　大黃八兩

　　共為細末以鱉甲、大黃、益母膏和勻，再加煉蜜為丸，重一錢五分，蠟皮封護，用時溫開水和，空心服，瘀甚之症，黃酒下。

　　據吳氏言此方由《金匱》鱉甲煎丸與回生丹脫化而出，要明瞭其藥之功用，當先明瞭能治何等病，據吳氏云：

一、治癥結不散不痛。

二、治癥發痛甚。

三、治血痺。

四、治婦女乾血癆症之屬實者。

五、治瘧母左脇痛而寒熱者。

六、治婦女經前作痛，古謂之痛經者。

七、治婦女將欲行經而寒熱者。

八、婦女將欲行經，誤食生冷腹痛者。

九、治婦女經閉。

十、治婦女經來紫黑，甚至成塊者。

十一、治腰痛之因於跌仆死血者。

十二、治產後瘀血少腹痛拒按者。

十三、治跌仆昏暈欲絕者。

十四、治金瘡棒瘡之有瘀滯者。

　　以上共十四條治婦女的都占了一半七條，其他七條都稱之謂瘀血不化或有痞塊，可知此方以婦科病為最有效，何謂也？女性本屬內在性生殖器與男子不同，更因荷爾蒙（hormone）之故，每月有月經，在腹腔骨盆內，環境左右之力影響極大。月經本屬子宮內膜之脫落，子宮收縮力小使之排出，脊椎神經、腸子、腹膜之血流量無不息息相關，其他七條內科者四條、外傷者三條，成瘀、癥瘕之條件起因雖不同，其結果大概相類，可知其機轉（mechanism），在微小開始之時幾乎相同，要明瞭諸藥相關之條件，當先明瞭，瘀血為何？究竟如何形成？其影響如何？當一一解釋之，我們應該有一個觀念，所謂瘀血並非真正像血栓（thrombosis）或栓塞（embolism）那樣地將血管塞住，不過是局部某處血流量比較其他部位遲緩而已，雖遲緩，表面上看來似乎沒有什麼，其實由於一小部分的血液流量遲緩，往往影響到附近的環境，由附近的環境變化又影響到其他部分的血流量，如此因果相循，惡性循環，乃至所謂積成癥瘕，而癌腫亦是由上述相同的途徑四散傳布。瘀血生成的條件不外乎：

一、血管循環的改變。

二、血液流量的改變。

三、組織附近出入轉媒的酵素生問題。

四、乃至神經的傳遞賦活量不夠。

此四項條件，並非各別獨立，有先後一貫性的，從第一項至第四項，但是要解決此問題，必須由第四項至第一項，逆其形成之道而解決之。中藥每一味藥都有許多作用，複方更是千變萬化，若一味一味地來講非但很費時間，抑且於事一無所補，為了不想浪費時間和篇幅，且可以不照各種新式及傳統的藥物書本，我們大致能如此講各種蟲類藥物對神經都具影響，大半為緩解、鎮靜神經劑，雖屬緩解鎮靜，但部分先緩解者是真的緩解，其本開始緩解者因為前者先得為主，而後解在後者，因其功效被先緩解者所奪則反而見興奮，如此則該緩解的緩解，該興奮的興奮，都是就生理條件的勢（potentiality）而行其作用，可稱一絕。西藥亦有此種作用，但較為簡單而已。大凡所謂消堅消腫藥，都具有酵素活化作用，所謂破血之劑，乃使血流量血液成分改變，活血之藥，乃可擴張血管，改變滲透壓，即能得全功；行氣之藥亦復如斯，更加能對全體性的大腦調節、脊椎調節、腸胃動量之改善等作用，都作互相幫助，互為消息。吳鞠通此方，雖然有效，但綜合觀之，並非很好的化瘀方，我們可見其對婦科方面效果較好，對於其他方面效果較差，由他自己開列的條件即知。因為婦科病變發都在子宮、骨盆腔，尤其在子宮本來血管的變化就很多，黏膜脫落，一下再生，故不須用此丸藥，少量輕省之藥，亦能湊效，真正重的瘀血症，力量又不精專，似嫌不夠，只為作參考。

復亨丹：倭硫黃十分　鹿茸八分　枸杞子六分　人參四分　雲茯苓八分　淡蓯蓉八分　安南桂四分　全當歸六分　小茴香六分　川椒炭三分　萆薢六分　炙龜板四分

益母膏和為丸。

復亨丹較前方輕省，用來調節腸動量以促進流量，興奮血管及脊椎神經為主，要看情形而用；復次吳氏對化癥回生丹之方解頗有意思：

此方以參桂椒薑通補陽氣，白芍熟地守補陰液，益母膏通補陰氣，而消水氣，鱉甲膠通補肝氣而消癥瘕，餘俱芳香入絡而化濁。

以上所述不拘如何，至少尚能使人領悟一二，後面所述：

目以食血之蟲，飛者走絡中氣分，走者走絡中血分，可謂無微不入，無堅不破。

蟲何以能有如此力量，而且古人去瘀鎮定神經無不用蟲，如此方之水蛭、䗪蟲、五靈脂、兩頭尖、麝香都出諸於動物身上之物，更有方用蜈蚣、蠍、蜘蛛等，單憑蟲為玲瓏之物解釋等於不解釋，實在情形是這樣的，蟲本身無血管，體液全憑滲透來往，一般所謂昆蟲甲蟲類是骨在外稱之云甲殼，肉在內，所以蟲死去，只會乾枯，很少會腐爛，發生屍臭惡臭；蟲之行動，全憑外殼之骨骼，骨骼中既無血管，亦少神經，其體液中含有液態神經素（autacoid），卻與高等動物大同小異，蟲只有一條神經節在背後，故蟲不稱脊椎動物，只能稱節肢動物，其體液中更含大量液態神經，且多在骨骼中，以蟲之液態神經與人相差不多，故而應用之，對人體的神經，具莫大的幫助，古人雖不明其理，已能澈底應用，不可不謂中華民族之智慧甚高，䗪蟲水蛭在此雖屬溶血作用，其實情況亦是由於酵素及神經內分泌素合力而成，此其一。至復亨丹，我更應知道所謂濕者乃血管滲出大於血管收進，而燥則顯然相反，血管中集中了外在之體液，致外界環境體液欠缺乃為燥，一般較為急性非慢性生成之燥都屬此類，慢性之燥，容於〈下焦篇〉中再論。血管中充滿流體，欲使之生活力而平衡則首須使之外滲則復亨丹之用與化瘀回生丹相似，前者強化血管壁之活力及代謝，血流自然歸於平衡；後者血管流之阻滯由於流量鬱塞，乃更用溶血活血之藥。故其使用，循上所述，須視環境條件而定也。

第二章　中焦篇

第一節　溫病學派之優於《傷寒論》處在處理治療

（1-9）

　　溫病所指的中焦與《靈樞》的中焦不同，溫病所謂中焦包括了整個消化系統，從胃腸一直至排便的大腸及肛門，實在說已經包括了《靈樞》的下焦在內，這一點恰與《傷寒論》相似，《傷寒論》的六經與《內經‧經絡》的六經也是不相同的。溫熱學派創始於清初，大成於清中葉，至清代末期漸漸趨向墮落，一般視《傷寒論》的麻黃、桂枝、附子為畏途，某藥太冷、某藥太燥，一味用清水豆卷、淡豆豉、連翹、焦山梔搪塞，治病以不死不活為原則，蘇州陸九芝先生等人曾著《世補齋醫書》，痛詆溫病學派，認為《傷寒論》中不含熱藥之方都可以適用於溫病，更不必另立溫病一章，陸九芝先生之苦口婆心，我們極為諒解，但他所罵的只罵到那些末流醫生，一如西醫罵中醫者，只罵的是末流下三濫，真正高手不與焉，中國醫學自有妙處，溫病亦然，罵罵發洩一下未始不可，亦未始沒有道理，但最後真相仍會大白。吳鞠通功力之高，處方之妙，自然不同凡響，其所以不能傳世，讓溫熱學派漸漸沒落，歸根究柢，因為真相不明，說理晦澀，要力矯此弊，唯有真正從事實下手，不作空談，事實的真相說明更須從現代醫學下手，如此方有真正脈絡可循，只會漸漸進步，絕不致於衰落也。吳氏最最糟糕的地方便是他有鑑於《傷寒論》的註解近百家，註得一塌糊塗，因為張仲景只講事實病的變化，很少談到「病理」，也很少解說，吳氏為了不讓後世人亂註解歪曲了他的真意，他

便自己註解，陰陰陽陽，穿鑿附會，亂說一陣，結果比《傷寒論》更為慘不忍睹，《溫病條辨》硬是被他自己註垮的，結果是弊多於利，使人莫明其所以，不沒落更待何時。例如他論〈中焦篇〉的所謂陽明溫病，開宗明義便說：

> 面目俱赤，語聲重濁，呼吸俱粗，大便閉，小便濇，舌苔老黃，甚則黑有芒刺，但惡熱不惡寒，日晡益甚者，傳至中焦，陽明溫病也。脈浮洪躁甚者，白虎湯主之；脈沉數有力，甚則脈體反小而實者，大承氣湯主之。暑溫、濕溫、溫瘧，不在此例。

這樣已經夠囉嗦了，比起《傷寒論》來差多了，他下面再來：

> 陽明之脈，榮於面，《傷寒論》謂陽明病面緣緣正赤，火盛必克金，故目白睛亦赤也……辛溫甘溫，苦熱以救其陽，故喜辛涼甘寒甘鹹以救其陰，彼此對勘自可瞭然於心目中矣。

洋洋大篇，讀得「鼻青眼腫，灰頭土臉」，豈但無法使人理解，更無由使人諒解，簡直是在整人，哪裡在什麼嘉惠後學，白虎湯、承氣湯後更有方論，實在是無法再讀下去了，其理參考拙著《傷寒論之現代基礎理論及臨床應用》自有交待，今不復贅。又曰陽明溫病脈浮而促者，減味竹葉石膏湯主之。

　　減味竹葉石膏湯：竹葉五錢　石膏八錢　麥冬六錢　甘草三錢

　　由上述之脈浮洪躁甚 → 脈沉數有力 → 脈反小而實，至脈浮而促，其間有很多蜘絲馬跡可循，對體工之適應高熱的機轉，要知道甚詳，然後再能論方論治；脈浮洪是酸血症，用白虎湯以減輕其酸度，殆無疑義；脈沉數有力，乃是腸中有積滯，細菌增殖及發酵，毒素上染入腦，生高熱，熱度之高與細菌感染之品種有關，像一般雜菌熱度不會太高，革蘭氏陰性菌及真菌乃生高熱，此類細菌大都潛在於「下焦」，即循環到達較差之處，也是原副交感神經所支配，高熱則副交感神經大為興奮，脈搏心跳受到抑止，乃生脈沉數之象，若副交感神經再興奮，心臟搏動進一步受抑制則生脈反小之現象，實與不實更難定標準，假若知道其理由，日後常常體會，自然可以領悟，用大承氣一舉而使之清理，不失為一良法，然而此種症狀，現在有了點滴及抗生素

已經很少見到。脈搏沉細緩軟,副交感神經與之作相互的關係,一般在腦者,今絕少見,在骨盤腔或大腸因慢性發炎而充血,影響尾閭骨神經,此種神經亦屬副交感神經與頭部的腦神經同類,而見此脈者也復不少,尤其在婦科方面更多,不是用承氣湯的底子,是用柴胡桂薑湯、桂枝茯苓丸的底子,至多也只到用桃仁承氣湯的底子,此不可不知;至於脈浮而促,是發熱乃至心動神經不平衡的關係,由於電解質的不平衡,尤其是 K^+ 與 Ca^{++} 之間的不平衡,麥冬、竹葉、甘草三味藥從而調節之,不爾略加北五味子也未始不是個方法,石膏本可調節電解質,但緩和地通大便,即所以調節電解質,遠比用直接法要可靠,故此處竹葉遠較石膏為妙用,蓋竹葉亦通大便也,但藥性太平和要用大量方見取效,吳氏用八錢乃很有心得之妙著。若兼及神昏譫語者,溫熱學派恆以為熱入「心包絡」而用牛黃丸,有一般神經症狀者也予牛黃丸,俟神清心定之後再予承氣湯,是相當高明的手法,蓋在《傷寒論》時代用之承氣等瀉劑,往往因瀉而導致電解質不平衡產生很多副作用,更嚴重者兼及心及腦,故張仲景對誤下之症不惜一而再之作種種處理,溫熱派先予牛黃丸,紫雪丹之類以「清心定神」,然後再瀉,使副作用全部消弭,不使電解質因瀉而生紊亂,更因芳香之劑,使腦興奮得以間接增加抗病力,較諸現代之用點滴法更為高明一著,使中醫有長足進步,功不可沒。高熱而利不止者,在《傷寒論》明明云死,在溫病中若利稀水者稱熱結旁流,實則是腸神經過度受刺激,使腸蠕動強直,水分不能吸收而瀉,用調胃承氣湯以緩和之,大黃能瀉也能止瀉,芒硝、甘草是鹽分與水調節劑,診斷用藥俱為高招,所謂脈實脈虛,實則是依副交感神經之興奮度而決定。同為脈虛,副交感神經興奮大盛,影響心腦當先強心腦;若為實脈,則當不致波及人身最重要的器官,所以直接可瀉。致噦是腸子的充血和蠕動失常波及橫膈膜而致之,用清瀉之劑去腸子受刺激之源則噦可止,噦聲連連是腸子刺激橫膈膜;噦聲時斷時續是膈神經受刺激而波及橫膈膜;兩者來由雖不同,根據現今的設想,即兩種藥同用,也不互相妨礙。

第二節　溫病學派及《傷寒論》的各有千秋處

（10-16）

　　《傷寒論》用承氣湯非常慎重，考慮再三，原因就現代目光觀之，不外乎下列幾種：

一、下後脫水。

二、下後腸胃道因下而黏膜充血。

三、下後酸度增高。

四、下後因心腦先受損，可以立刻轉為危候的死症。

五、下後非但無效，更兼有神經性症候（電解質因瀉而失其平衡），蓋肝機能大受抑制形成不治。

六、本有炎症，絕非下可以濟事，下後抗力↓，病情更為嚴重，亦即所謂裡虛而引邪入內。

　　第一節所設之治法即是防止第四項情況發生而用。

　　若原於第六項情況即是吳氏所述溫病三焦俱急，大熱大渴、舌燥，脈不浮而躁甚者（高熱代謝↑，腦中漸形成缺氧狀態），舌色金黃，痰涎壅甚，不可單行承氣者，承氣合小陷胸湯主之，因為胸廓中的肺及上氣道或竟喉頭發生炎症充血而生高熱，本可用〈上焦篇〉諸法治之，若已經傳播影響腸胃道則見舌色金黃，氣管支炎症充血症仍存，真所以痰涎壅甚，炎性未抑制，而驟行瀉下，是促其死耳，故必須用栝蔞、黃連以抗菌消炎、祛痰，再加承氣湯瀉下以減輕其對胸廓中的壓力，是很漂亮的治法。

　　承氣合小陷胸湯：生大黃五錢　厚朴二錢　枳實二錢　半夏三錢
　　栝蔞三錢　黃連二錢

　　更比直接用藥清理肺支氣管炎為妙，一如〈中焦篇〉第一節之用竹葉勝

用石膏相同，當時沒有像現代如此方便，根本也沒有什麼點滴以補充水分，下後脫水，復加感染未愈，乃生種種變病，但是大便不通又造成許多症狀，或竟病變，既不能瀉下，只能用滋潤之劑，使其漸漸通下，所謂聰明的保守遠勝愚蠢的冒進，現代醫學亦常常用此法，以不變應萬變，俟病者自己漸漸恢復，總究嫌太消極些，溫病學派之治療可謂非常適中，大便乾閉乃用增液湯，亦即所謂：

　　陽明溫病，無上焦症，數日不大便當下之；若其人陰素虛，不可行承氣者，增液湯主之。

　　增液湯：元參一兩　麥冬八錢　細生地八錢

若服後無甚消息略加調胃承氣以和之，所謂陰虛之人，本來體液大有改變，諸如呼吸量平時不大夠，酸度本來就略偏高，影響神經呈虛性興奮，極易衝動，病人本身常呈熱感，一來腸胃道之黏膜面恆常在充血狀態中，現今轉為神經衰弱者屬之，用瀉下之劑，立生變症，更兼炎性感染，病情立刻惡化，元參、麥冬、生地通大便清血液，滋潤黏膜面，絕妙好方，著實較《傷寒論》的承氣湯高明，蓋承氣湯實在太簡單了些，時代使然也，不足深怪。用承氣湯可以愈瀉愈熱，肛門感覺如火焚，蓋靜脈回流↓積滯鬱血也。

　　瀉下本屬不得已之法，本不能真正治病，不過使病者代謝升高之廢物清除，減輕其負擔之間接辦法。瀉下使水分失調，電解質失常，神經忍受相當大的 stress，由緊張而漸趨平緩，故瀉下之後，乃有出汗；汗者，由緊張恢復平靜所見的現象，深恐再生其他變故，亟須使平靜狀態穩固，所謂：

　　陽明溫病，下後汗出，當復其陰，益胃湯主之。

　　益胃湯：沙參三錢　麥冬五錢　冰糖一錢　細生地五錢　玉竹一
　　錢五分

　　其實並非益胃，乃穩定神經，其法是穩定腎上腺素及腎臟皮質酮的分泌乃用生地；穩定心臟用玉竹；調節黏液及肺呼吸、肺活量用沙參、麥冬；真

正是珠連璧合，下後汗出病情漸趨穩定已如前述；假令下後無汗脈浮，緊張度非但仍存在，且有更加強之勢，乃知雖經下而炎症感染並未因下而減退，不得不回頭再用抗生消炎劑，故曰：

　　下後無汗脈浮者，銀翹湯主之。

　　銀翹湯：銀花五錢　連翹三錢　竹葉二錢　生甘草一錢　麥冬四錢　細生地四錢

　　銀翹之消炎，竹葉之退充血，生地之穩定水分，麥冬之調節黏液，配生甘草略具強心而少少有皮質酮（cortisone）之作用。

　　脈浮洪者，屬於前敘的第三項條件，用白虎湯；脈洪而芤者，第三項之條件↑，將侵及心腦，當立刻截止之，白虎加人參湯主之。

　　下後無汗，脈不浮而數是第六項的條件，復加第五項電解質失調的條件，合併而成的症狀，炎症雖仍存在，以救電解質失常，神經緊張為急務，乃用清燥湯，兼顧消炎退充血。

　　清燥湯：麥冬五錢　知母二錢　人中黃一錢五分　細生地五錢　元參三錢

　　咳嗽本為感染而來，復加膠痰，乃水分生變化，黏液因之而變化，痰膠黏而不出，加以下藥材：沙參三錢、桑葉一錢五分、梨汁半酒杯、牡蠣三錢、牛蒡子三錢。

　　祛痰清肺之外更兼用牡蠣、牛蒡子以穩定神經，至於說吳又可用蘇子、橘紅、當歸大為不對，卻未必盡然，藥本無溫涼，端視當時充血情況而定，充血盛則用吳鞠通法，咳嗽厲害加吳又可法又何妨，只須剔除當歸一味藥（在此處是廢藥）即可；又云：

　　下後數日，熱不退，或退不盡，口燥咽乾，舌苔乾黑，或金黃色，脈沉而有力者，護胃承氣湯微和之；脈沉而弱者，增液湯主之。

護胃承氣湯：生大黃三錢　元參三錢　細生地三錢　丹皮二錢
　　知母二錢　麥冬三錢

　　發熱感染乃是炎性急性的傳染病，瀉下並不一定能致效，但是能減輕人體對傳染病原體抗病時所付出的高熱，亦即高代謝所增加的負擔。普通抵抗病毒的代價，當然是產生抗體，一般抗體之產生都由淋巴腺中 T 淋巴球及 B 淋巴球而來，淋巴腺之回流循環以胸腹腔、大淋巴腺管以及各部分小腸之培氏班（Peyer's patches）等淋巴腺結節為其主要之流通根據地，故而一般內科疾病，不論是心肺腦肝腎等疾病，無不與小腸息息相關。而增加抗力之抗體除淋巴球之外，更有諸液體分泌液態神經素（autacoid）對神經及血流配合使之完成使命，其發源地大率不是在肺，就是在小腸或竟大腸，〈中焦篇〉乃因之而設，古人雖不明其理，但對事實之認清和判斷，絲毫不爽，瀉下之結果幫助使負擔減輕，並非真正直接對病原體發生作用，下之後熱不一定退，但是因下後水分之調節，抗體、黏液的變化可以口乾咽燥，舌苔乾黑，若脈仍沉而有力，仍可再下，使之負擔更減輕以增加抗病的力量，首先須注意的乃是體液、電解質、酸度等問題，身體本身已發生問題，對外來之病原體，絕對無法發生安內攘外的作用，要攘外敵，先安內部，脈強用護胃承氣湯，雖是瀉劑，對體液之照顧備至如元參、生地、丹皮、麥冬、知母，真正促進蠕動致瀉只是大黃一味而已，則可以不發生變症，《傷寒論》所提各條副作用下之後……大下之後……何如何如云云，均可不致於發生，若脈沉弱者內部體液問題更大，只可用增液湯潤下而已，此溫病方之所以遠勝傷寒方，非倖致也，當然下過相當功夫去研究而來的，所以下之後二三日，下證後現，脈不甚沉，或沉而無力，只可予增液，不可予承氣，是非常高明立論。又云「此恐犯數下之禁也」，汪按：

> 邪不傳不化，傳表傳裏，因勢導之；溫熱之證，有解表之後，邪復聚表；攻裏之後，邪復聚裏；或解表之後，邪入於裏；攻裏之後，邪返於表；甚至溫疫邪熾，有下至數十次而後愈者，誠如吳氏所云，總要看其邪正虛實，以定清熱養陰之進退，大抵滋陰不厭頻

> 頻攻下,切須慎重,蓋下後虛邪,與未下實邪不同,攻下稍緩斷
> 無大害,元氣一敗無可挽回也。

與我們所述互相引證,一古一今,真相大白。我們更能進一步地推斷,中醫對真正的病原體,並不能直接使之殺滅,雖然也有些抗生殺菌藥,力量有限,其治療的手段,是製造對病人有利的和對病不利的環境,漸漸使之康復,這與現代醫學大部分有相同之處,不過理由較隱,難於探知,溫熱派是如此,《傷寒論》卻不是如此,較溫熱派更為高明之處,乃是《傷寒論》往往用藥使抗體增加,以抗病毒,但其應用過程極為曲折複雜,一般醫者不能參悟,往往濫用,為禍甚烈;故傷寒方高手用之,遠勝溫病派,張仲景之稱醫聖遠勝吳鞠通者在此。又傷寒方善用者一二方而愈,溫病派就要延遲很久,但較穩健,參閱拙著《傷寒論之現代基礎理論及臨床應用》,便可知一斑,陸九芝之所以痛詆溫熱派末流非無因也。由汪按更可知其抗病的管道,亦即病的管道,表裡是解釋名詞,下乃是發炎之後,緩解之清理手段而已,非真正能祛邪,較之近代用點滴及抗生之劑相差很遠,但是只在治感染病的層面上,若泛論其他慢性病,免疫不全病等等,則因為中醫處處有方,步步有法,現代醫學似有不及也,至少目前是如此。

第三節　用藥瀉下之道理

（17-18）

　　瀉下之道端在病人抗病力之高低，若抗病力高，其產生高熱之代謝廢物，積於腸子更能積於血管肌肉，但不在所論之範圍內乃可行之；若抗病力已不夠或大為低下，瀉不過促其死亡，遑論治療，病若自己全愈，不須下，身體能力恢復，亦自動大便，因大便而小便亦通暢，一連串反應而全愈，今日陽明溫病，下之不通，……經謂下之不通者死，蓋因下而至於不通，其為危險可知。國人遵經崇道，使人到捧腹大笑的程度，雖高明如吳氏也不能免俗，為什麼下之不通一定要死？因為經云。像以前的讀書人動不動就搬出因為子曰……，這不能稱理由；實在講這些病因為抗力↓，或者病勢大盛↑，按例是不可以下的，應該直接從病源著手，略為輔助以通大便，或甚則略為瀉下對就病源著手充作輔助作用，可收事半功倍之，我們前面已經再三講過，茲不復贅，但究竟什麼是病的源頭呢？又為什麼稱病的源頭而不說是病因呢？因為這並不是從病的因素來講的，是根據病的症狀，研究其為何有此症狀的背景和源淵而作處理的，例如生病時間已經很久，體力、抵抗病的力量、免疫力、腸胃蠕動力都大為降低（生病很久究竟生的是什麼病可以不計，就不能說是病的原因），因之而便秘乃使症狀病情更為加重，用通大便藥是副，扶助病人略為恢復體力是正，乃用所謂新加黃龍湯。

　　新加黃龍湯：細生地五錢　生甘草二錢　人參一錢五分　生大黃三錢　芒硝一錢　元參五錢　麥冬五錢　當歸一錢五分　海參二條　洗薑汁六匙

　　吳氏在此處之方論頗為中肯，但仍須逐節解釋，今特解釋置於註腳，以便對照，方能豁然也：

　　舊方用大承氣湯加參地當歸，須知正氣久耗而不大便者，陰陽俱

憊,[1] 尤重陰液消亡,[2] 不得再用枳朴傷氣而耗液,[3] 故改用調胃承氣湯,取甘草之緩急,合人參之補正[4] 微點薑汁,宣通胃氣[5]代枳朴之用,合人參最宣胃氣[6] 加麥、地、元參保津液之難保而又去血結之積聚[7] 薑汁為宣氣分之用,[8] 當歸為宣血中氣分之用,[9] 再加海參者,海參鹹能化堅,甘能補正,[10]……蠕動之物,能去絡中血分,病久必入絡,故喻之為使也。[11]

除了以上新加黃龍湯之例外,吳氏又舉四例,合上述為五例,其他四例為:

喘促不寧,痰涎壅滯,右寸實大,肺氣不降者,宣白承氣湯主之。

宣白承氣湯:生石膏五錢　生大黃三錢　杏仁粉二錢　栝蔞皮一錢五分

此本為肺及支氣管炎之病,杏仁粉、栝蔞皮是其正治,為減輕胸廓中充血及壓力,而用下瀉之藥,亦即所謂「降氣」不使上衝;用大黃、生石膏調節喘 $CO_2\uparrow$,用杏仁既對肺而又助大黃潤腸,並非下之不通,單用下藥則絕無此理;又云:

左尺牢堅,小便赤痛,時煩渴甚,導赤承氣湯主之。

---

[1] 久病,動量及體液電解質、血流量,均呈衰竭。
[2] 體液、電解質、血流量若處方不慎,立可影響心肺腦及神經,不但此處,《傷寒論》述之更詳,可以禍不旋踵。
[3] 大承氣小承氣之枳朴原為促進腸活動量而設,今陰液即所謂電解質、水分不平衡,諸如鉀、鈉、鈣對神經之傳遞、興奮、血管之收縮,穩定滲透壓之維持,均有絕大關連,徒自興奮運動神經之動量,未必見效,實為確論。
[4] 先強化支持生命力之心,後再調整調節整體生命現象平衡之腦。
[5] 生薑本可調節血管運動神經,健胃止嘔。
[6] 人參既強化腦及心,則肺胃血流量由此而調節。
[7] 註解3所指「陰液」之作用。
[8] 指胃及血管運動神經之調節屬末梢性的調節。
[9] 當歸補血、鎮靜,屬末梢及中樞性行血之劑。
[10] 生物之來源,本出自海洋,海中之動植物對人體具莫大之作用,最有名者為含碘、鉀等有機礦物質、纖維素,能調節電解質,纖維素更不為腸之吸收,較芒硝之純為無機礦物質更為適宜,應用範圍亦廣,且少有副作用。
[11] 諸小血管、微血管稱為經,碘劑之有機者,恆對此有作用,海參不過其中一例而已,其他不勝枚舉也。

導赤承氣湯：赤芍三錢　細生地五錢　生大黃三錢　黃連二錢　黃柏二錢　芒硝一錢

此也非下之症，不過是水分不調節，小便困難，尿道作痛，口乾喜飲，按例五苓散便能解決，否則八正散底子，假如兼有大便不通之兼症方克用之，但有一點頗為費解者，何以肺大咳屬金屬氣右寸獨旺，導赤之急按古例是屬心屬火屬血則左尺牢堅？當有更深一步的理論為理由，右寸獨旺者，由於劇咳、神經興奮故右寸獨旺，左寸本較右寸一般性都為弱，故以右寸為標準，前幾節論脈時已有交待；左尺牢堅者，假如血液濃度↓較為稀薄，供應所須養分至組織的量相對↓，則心臟必須起代償加速跳動，以補不足，脈跳動加速，脈之波幅降低，乃顯微小而跳動頻率較快之脈波，如此則所有之脈搏均甚微小，但本屬微小之脈並無多大改變，左脈本小，左尺更小，至此乃相對性地反顯牢堅，可知血管中血流之稀；久由水分之充積，後使腎臟過濾率↑，便能可逆性地將之改正，消炎利尿是為急務，黃連、黃柏退充血消炎；大黃、芒硝有志一同；赤芍、生地，改善血中成分，對微血管、血糖均有影響，則又何必一定要放在下而不通條下，可能是受清代八股取士之影響，非要對仗，不足為文之故罷！又云：

邪閉心包，神昏舌短，內竅不通，飲不解渴者，牛黃承氣湯主之；即安宮牛黃丸二丸化開，調生大黃末三錢，先服一半，不知再服。

津液不足，無水舟停者，間服增液，再不下者，增液承氣湯主之。

即於增液湯內加大黃三錢、芒硝一錢五分。

前面早已講過，特多一些大黃作通便藥而已，多講無意義，從略，其他所謂梔子豉湯、梔子豉加甘草湯及加薑汁湯，與《傷寒論》同。

第四節　抵抗病毒的侵犯各有活法不同

（19-26）

　　中醫抵抗病毒的侵犯和感染是隨人身體的條件及抗病力為進退的，人體抵抗病毒侵犯最有效的手段便是增加代謝及白血球↑而發熱，至某一程度腸子應代謝之高而有積垢，中醫藥從而去除之，假令炎症↑，代謝↑，則應先從消炎、退熱、退充血、抗生著手，而不是妄用瀉下，因為瀉下可導致代謝↓，抗病力↓，以及電解質水分產生紊亂及不平衡，相反的對抗病力產生負作用，使炎症更為↑，故云：

　　　　陽明溫病，乾嘔口苦而渴，尚未可下者，黃連黃芩湯主之；不渴而舌滑者，屬濕溫。

　　因為這時候因炎症↑，出現胃部充血而產生的症象，當先就此現象用黃連、黃芩以清熱退充血；不渴而舌滑者屬濕溫，是代謝受水分不調節之抑制，不克↑抗病力，於焉而不能達到理想程度，所以口不渴，舌滑是腸胃道淋巴腺動員力不夠，中醫恆稱之為濕溫，雖然發熱，溫度不致於太高，所以當用芳香劑興奮大腦以提高抗病力，及增加胃腸的代謝力，所用的黃連黃芩湯。

　　　　黃連黃芩湯：黃連二錢　黃芩二錢　鬱金一錢五分　香豆豉二錢

　　鬱金芳香，豆豉健胃，溫病中焦指的是腸胃消化道的問題，所以要察看舌苔了，上焦以脈為主，中焦當脈與舌互參，所謂：

　　　　陽明溫病，舌黃燥，肉色絳，不渴者，邪在血分，清榮湯主之。

　　同樣地，如果此病人平時神經緊張或者生活起居不正常，一旦發病，神經緊張程度更為提高，最受影響的是心及腦，情況就相當嚴重，溫病將之列入上焦篇，至於在腸胃消化道則變化較少，又云：

　　　　若舌滑者，不可予也，當於濕溫中求之。

此條與剛才所說的如同一轍，應須先芳香去濕，至於發斑疹，當就斑疹各種病的條件為主，用藥清表溫補，均非其治，在〈上焦篇〉中述之甚詳。楊梅瘡是梅毒，川萆薢、土茯苓有小效，根本不能治此病，今有盤尼西林（penicillin），梅毒幾已絕跡矣！

第五節　發黃牽連的結果

（27-28）

　　汗是神經受刺激及興奮的結果，下是代謝產物太多使之減輕負擔的手段，但不論是汗是下，都是間接的方法，對免疫力、抗體，有些許幫助，很少對病原體有直接制裁的效果，中醫處方不只是一二味，而是複方影響就變成相當大了，中醫之所以常常倒果為因者，是由於古人不明病理，單就病人外觀的症象來觀測，例如：

> 陽明溫病，不甚渴，腹不滿，無汗，小便不利，心中懊憹者，必發黃。黃者，梔子柏皮湯主之。

　　梔子柏皮湯：梔子五錢　生甘草三錢　黃柏五錢

　　此並非由於上述的症象而致發黃，應該反過來觀，是有了發黃的黃疸因素，再會發生上述的症象。又云：

> 陽明溫病，無汗，或但頭汗出，身無汗，渴欲飲水，腹滿，舌燥黃，小便不利者，必發黃，茵陳蒿湯主之。

　　茵陳蒿湯：茵陳蒿六錢　梔子三錢　生大黃三錢

　　二者都是一樣的情況，由於肝膽道膽汁流量及膽紅素之製造合成發生問題，參照西醫病理書述之甚詳，今不復贅，我們不需知道何種膽紅素較多較少的問題，因為讀書要明瞭病理，當然應該分門別類，言之甚詳，如要在臨床上活用，則合成膽紅素及未合成膽紅素兩者之間，都可以在血液中發生互為消長，由於膽紅素侵犯神經使興奮神經的乙醯膽鹼（acetylcholine）受牽制，使神經的傳導受抑制，乃產生心搏徐緩（bradycardia），組織弛緩，血管收縮擴張的靈敏度↓，故無汗，小便不利，心中懊憹，用梔子柏皮湯清理血中的膽紅素，如果口渴腹脹，立刻知道腸胃道彈力↓，胃中分泌液↓，由於十二指腸動量受抑制，所以口渴腹脹用茵陳蒿湯，輕輕推動，結果薄薄一瀉，不

失為通利膽道，流暢膽汁之一法，至於是否為肝炎或者 A 型、B 型，可以從略，任何型都能取效於一時，其實吳氏所處之方，亦嫌簡單些，真正我們現在的處方要比他完備，精細得多，當有但頭汗出是膈神經受腸胃肝膽道分泌阻滯，動量遲緩的影響而致此。

第六節　中醫門戶之見，出主入奴，糾紛至多

（29-37）

　　溫熱派以救陰為急務，因為發熱是 stress，用潤滋清理之劑，兼或消炎退腫，自是正理，因為發汗徒增其緊張，為逆；瀉下徒擾亂其體液，也為逆；消炎退腫之道也須要加滋潤之品以保護體液及分泌液，亦即所謂救陰是自張仲景以還之一大進步，救陰的手法中又包括了穩定神經，穩定病況，則大便、小便自然漸漸恢復，更不須要越俎代庖，強自去瀉去通，因為種種症狀都是機能上一連串的變化，並非解剖結構上有任何反常，所以清熱用：

　　冬地三黃湯：麥冬八錢　黃連一錢　元參四錢　細生地四錢　黃柏一錢　黃芩一錢　葦根汁半杯　銀花露半杯　生甘草三錢

　　吳氏硬駁用淡滲藥之非，實則已經過分了，因為太過分故絕不用升麻、葛根、麻黃、柴胡等藥，所以其末流認為《傷寒論》善用之藥太燥、太涼、太剋伐、太熱、太散、太下，幾乎以為是毒藥，抵死不敢用，畏之如虎，則人生病幾乎一派滋潤藥，清末民初之時誤人多矣，始作俑者，溫熱派也，吳氏一概不分青紅皂白亂批一通，成見很深，故一般衛道之士甚為不悅，亦非無因，更又強辭奪理，措辭偏激，忠厚之士，亦所不取，但處方靈活，用藥識症均別具一格，亦不能一概抹煞也。

第七節　暑溫在中焦

（38-39）

　　所謂暑溫、伏暑在〈上焦篇〉中已經述之甚詳，在〈中焦篇〉中，責在消化道的胃腸方面就比上焦要輕多了，脈洪滑的理由，從〈上焦篇〉推測並不難，暑天酷熱，如有感染，身體之代謝發生興奮乃生發熱，復加外界之熱，乃使身體大量消耗醣分，以支持代謝之興奮，但是由於暑天之高溫，或者伏暑之空氣濕度↑，使代謝興奮度無法達到一定的抗病程度，網狀內皮系統之抗力因之↓，無法支援抗體的產生真正效果，所謂濕熱，則體液無法集中血管平均分配，往組織中的回流當然因果相循而↓，亦即無法統籌指揮，在外顯的現象可見舌滑，脈洪滑，中醫稱之謂濕濁不化，當以芳香劑化濁，但從中焦胃腸道而論，則胃腸尤其是胃分泌受抑制，腸蠕動亦受抑制，原因是發燒使交感性興奮，病人口大渴，飲不解渴，口腔中分泌不夠，胃分泌差，胃動量↓，則胃壁呈輕度擴張，飲水多則胃壁受刺激，略蠕動則所飲之水隨之上逆，胸下因胃擴張之局部緊張而痛，腸蠕動↓，則大便小便均↓，腸中之液態神經素（autacoid）之血清素（serotonin）因之外洩，隨循環至面則面赤，身熱頭暈，表面血管因血清素而擴張，故惡熱不惡寒，而且天氣本熱，故急須消炎消充血之重點在胃；刺激腸子蠕動，則重點在腸；小陷胸湯加枳實主之。

　　　小陷胸湯加枳實：黃連二錢　栝蔞三錢　枳實二錢　半夏五錢

半夏止嘔，枳實促進蠕動，黃連退充血消炎，栝蔞調節分泌以消腫，處方之妙可見一斑。

　　若此病更進一步，乃成不食、不飢、不便、心下痞滿，情況較前述條件更差，就用半夏瀉心湯去人參、乾薑、大棗、甘草，加枳實、杏仁主之。

　　　半夏瀉心湯去人參乾薑大棗甘草加枳實杏仁：半夏一兩　黃連二
　　　兩　黃芩三錢　枳實二錢　杏仁三錢

　　代謝既高而後受外界暑溫之抑制，非本身代謝力↓之衰弱，故興奮藥不

用,人參、乾薑、甘草自當去掉,蓋乾薑本為興奮血管運動神經藥,今只須對胃腸之動量抑制,重新使之興奮即可,故乾薑非其治,當用如前方之枳實,甘草對鈉有滯留作用,今胸中痞滿當然不用;代之以鎮靜呼吸中樞,配合枳實之滋潤腸壁的滑潤劑的杏仁;中滿,按前例,連芩退充血,半夏制嘔,更興奮副交感神經以抑制交感性興奮,使腸胃蠕動↑,處方加減,誠屬高手,如果病有滯積用承氣湯伺機而清理之,與《傷寒論》要旨也相去不遠。

第八節　生理之反應本屬多面性不可死熬句下也

（40-42）

　　生理的反應，本屬雙面性，過度則過猶不及，過度興奮則呈抑制，反之亦然，上節所述即屬興奮過度之抑制，病情較明顯，例如在消化道的胃腸方面用上藥便可解決，假若病情較不明顯，在血管或者在淋巴腺的流量成問題，要使流量改善有兩種手段，第一種直接全面性的興奮心腦，可使流量獲得一過性的改善而全面改善，中醫用藥法有兩種，看條件而決定：

一、身體衰弱，代謝興奮度不夠，可用人參附子四逆湯以強心，但是暑天酷熱代謝本高，再興奮代謝自無此理，故《傷寒論》的方法，此處不適宜。

二、代謝本高，心肺衰弱，呈神志昏憒，譫語失神，乃由於高代謝高熱而產生，當用清營湯、紫雪丹、至寶丹等劑，強心清理調節之，亦即所謂邪入血分入營分，亦可作一過性的強心興奮作用，是溫病派的正用法，此處亦不一定適宜，不過較第一種要高明多了，因為假如非全面性而是局部性，尤其是在胃腸消化道則促進運行的方法，最好是分利腸子的水分以調節刺激血液和淋巴的運行，此為第二種方法，三石湯主之。

　　三石湯：飛滑石三錢　生石膏五錢　寒水石三錢　杏仁三錢　竹茹二錢　白通草三錢　銀花二錢（花露更妙）　金汁一酒杯冲

　　三石：滑石、石膏、寒水石的分子（molecular）大具吸附作用，在腸液中以溶液中之分子狀態出現，能吸附很多經發熱後的代謝廢料，如此則使肝可以省一部分解毒的力量，粉劑成大分子粒子附於腸壁，調節腸子的分泌及吸收；杏仁、竹茹之鎮靜滋潤；銀花、金汁之消炎抗充血；白通草之利水增加免疫力，處方高明，但金汁一味，今已廢用，可以從略，此類疾病，如今有抗生素後不一定重見，然而此類方可以移用，卻不一定廢用，所謂暑溫伏暑，三焦均受，三焦者上焦肺，中焦陽明胃，下焦膀胱也，上焦氣喘滿，中焦飽而呆悶，下焦膀胱小便不利，說穿了不過是上述種種理由及現象，假如

情況再加重些，則見三焦均受，舌灰白、胸痞悶、潮熱嘔惡、煩渴自利、汗出溺短者，杏仁滑石湯主之。

　　　杏仁滑石湯：杏仁三錢　滑石三錢　黃芩三錢　橘紅一錢半　黃連一錢　鬱金二錢　通草一錢　厚朴一錢　半夏三錢

　　上焦之喘滿由於中焦的不運動，所以見灰白舌；胸悶，潮熱嘔惡由上而下，一路症狀順序說明：

　　潮熱是腸子不清，內容物、細菌、代謝廢料，隨消化道運行的條件有一定時間，故不太運行而發作的熱度循環週轉如潮水之定期，乃稱潮熱，如何知道是屬於腸在下，胃在上之變故，由嘔吐，煩渴在胃；自利溺短因大便溏而小便少，在腸；潮熱而退燒時必然出汗以洩熱，真相既大白，用藥自然不難，黃芩、黃連退熱消炎；厚朴、半夏促進腸胃蠕動，杏仁之滋腸；橘紅助之以平氣粗；鬱金開濁稱芳香劑；滑石通草，間接及直接分利水分；方子開得出神入化，佩服之至，但病情不明瞭而徒講某方如何，某藥如何者，可以發深思矣。

第九節　中焦的寒濕

（43）

在原文寒濕一節中，吳氏又云：

> 濕之入中焦，有寒濕，有熱濕，有自表傳來，有水谷內蘊，有內外相合。其中傷也，有傷脾陽，有傷脾陰，有傷胃陽，有傷胃陰，有兩傷脾胃。傷脾胃之陽者，十常八九；傷脾胃之陰者，十居一二。彼此混淆，治不中竅，遺患無窮，臨證細推，不可泛論。

　　此統言中焦濕證之總綱也，後面便是洋洋一大篇，實在無法逐條逐字為之解釋，單憑隨心閱讀已經神昏氣亂了，其實無須如此兀煩，貴在根本解決，我們曾再三申述，代謝率常因所謂濕而使之降低，無法達到一定的抗病效力，何以濕可使代謝率降低？代謝率本因升高，結果因濕而反致抑制，之後究竟其後果變化如何呢？蓋濕在中焦從消化機能方面來說，所謂濕困的原因，是腸子內的酵素，隨其人飲食六氣、情緒而變動，尤其飲食隨其所食之食物，酵素適應其變化，例如嬰幼兒因為吃奶的關係，腸中生成很多 lactase（乳糖酶），迨至長大即逐漸減少而至於無；又如長期吃素的人，因為不消化動物蛋白，所以胰臟及膽道對肉食消化的酵素很少，一旦進食葷腥即無法承受，甚則嘔吐，一般腸中腸黏膜所分泌的前列腺素（prostaglandin）以及肌酸磷酸激酶（creatine phospho kinase, CPK）對腸子的蠕動具有絕對支配的關係和機轉，假如食物不對或竟天氣蒸發度低，即所謂濕熱、暑熱，復乃進食，後乃生不消化，則前列腺素及 CPK 均受抑制，蠕動立刻↓，間接而影響到肝的解毒作用，但肝受影響絕非是立刻發生，肝的代謝及解毒，須經過一連串的生化循環，雖然如此，起先病人並無感覺，一旦發現症狀，則其種種變化早已成立在先，隨感染而併發，抗病的抗體隨之大↓，原因有：消化不良、代謝率↓、抗病力↓與肝之解毒力↓。

　　代謝率本在受感冒，感染時身體會發熱，自動↑，但基以上述的因素而無法↑，則因代謝所產生的乳酸及水分，又因外來之濕（包括天候之濕），

或是內在之濕（腸子之濕困）等種種因素，無法排出體外，乃成中焦的濕症（以前一般在大陸的農業社會，出勞力多，食物為碳水化合物的醣類多，易產生此種症狀，方今之工商社會，多已崇尚西化，一方面吃煎得灼熱的牛排，一方面又吃冰淇淋，時間一久逐漸適應，此種情況少見了）。那麼何以分成為寒濕及濕熱呢？這就須要作更深一步的深入研討，各人的體質隨其生活習慣，起居場地的不同而不同，這並非是泛泛空論，事實上有許多證據，常見的水土不服實在不是病，乃是異鄉各地對之不適合而產生的症象，以後慢慢習慣，自可安然無事，又如各人飲酒後的變化亦不同，有人酒後面紅耳赤，渾身發熱；有人愈喝則臉愈呈青白，酒後怕冷，因為神經的反射隨人而異，血管隨神經之傳導不同，呈現收縮或擴張，乙醯膽鹼（acetylcholine）為液體傳導神經荷爾蒙，可使血管擴張；同樣地，腎上腺素（epinephrine）及正腎上腺素（norepinephrine）又可使血管收縮，當然在人的表皮上乃現；前者可致發熱汗出，後者使人毛髮凜然，畏寒發抖，在中焦的條件亦不例外，我們以前所講的燥及濕，不同點在燥是體液集中血管系而組織少，濕是停瀦於組織系而血管少，若及血管本身呈收縮及擴張的條件，仍須依仗神經素的條件為條件，在腸胃道血管弛緩而擴張，血管流量↓則為濕熱；若血管收縮而緊張，血流量↑則成寒濕；血流量↓者則腸子蠕動力更↓，血流量高者則腸子因濕先使蠕動↓，雖然血管經收縮而血流高↑，蠕動變↑，但格於濕困之使蠕動↓，乃呈蠕動動量的不規則不平衡狀態，於是生種種病症，溫病稱之謂寒濕，尤其是小腸的中段即空腸一段，在十二指腸及迴腸之間，其細胞的組織結構，與腎臟之腎亨利氏環（Henle's loop）相同，小腸呆滯腎臟利水力↓，因有相同之酵素催化之也。

第十節　中焦的寒濕機轉

（44-50）

　　足太陰寒濕，痞結、胸滿、不飢、不食，半苓湯主之。

　　半苓湯：半夏五錢　茯苓塊五錢　川連一錢　厚朴三錢　通草八錢

　　處方既以病人的感寒感熱為主觀條件，先當研究病人之感寒由於體表血管收縮，感熱由於體表血管的擴張，前者是腎上腺素（epinephrine）及正腎上腺素（norepinephrine）的分泌使交感神經興奮，才有感冷出現，交感性興奮，本可使腸胃蠕動抑制，更加所謂濕重，則更為抑止，病人不飢不食，痞結胸滿由此而生，以茯苓改善補充電解質且兼利水，通草從而助之，半夏興奮腸胃蠕動，厚朴抑制血管運動神經，兩者相輔，調節腸胃動量，其機轉真相在拙作《傷寒論之現代基礎理論及臨床應用》中述之甚詳，更配川連以改善腸胃黏膜之充血性而全愈，處方很簡潔而有力，不失為示範之方，因見所謂虛寒症象，不說陽明溫病，改稱太陰溫病，嚴格說既然「虛寒」又何以用川連等「性寒」之藥，可見寒熱溫涼隨症而設，並非一定要死熬句下。又云：

　　足太陰寒濕、腹脹、小便不利、大便溏而不爽，若欲滯下者，四苓加厚朴秦皮湯主之，五苓散亦主之。

　　四苓加厚朴秦皮湯：茅朮三錢　厚朴三錢　茯苓塊五錢　豬苓四錢　秦皮二錢　澤瀉四錢

　　前條所講是胃呆滯，此條所列是腸運動不正常，是前節所提及的腸蠕動動量不平衡狀態，原因是濕阻，腸本身有潛在的要動的趨勢，故便溏而不爽，以茅朮、厚朴、豬苓、澤瀉、秦皮去其濕及水分，而收電解質傳遞活化之效，則症可愈，五苓散亦有異曲同工之妙，雖由口入消化道，因小腸與腎臟亨利氏環（Henle's loop）之組織及作用同，故有利尿之效。

五苓散：豬苓一兩　赤朮一兩　茯苓一兩　澤瀉一兩六錢　桂枝五錢

　　為細末和服三錢，日三服。

　假如病勢更重些，則成所謂足太陰寒濕。

　　足太陰寒濕，四肢乍冷，自利，目黃，舌白滑，甚則灰，神倦不語，邪阻脾竅，舌蹇語重，四苓加木瓜厚朴草果湯主之。

　　四苓加木瓜厚朴草果湯：生白朮三錢　豬苓一錢五分　澤瀉一錢五分　赤苓塊五錢　木瓜一錢　厚朴一錢　草果八分　半夏三錢

　　陽素虛者，加附子二錢。

　　所謂四肢乍冷，自利是腸胃產生一過性內在的緊張導致出冷汗，腸蠕動不正常則自利，此症的開始與前節的腸運動失常有密切的關係，復加食物不消化的感染，乃致此，故舌白滑，甚則灰；目黃是腸運動不正常而波及膽道流量失常，亦可能是膽道問題反過來影響腸胃，自利脫水則「神倦不語」、「舌蹇語重」，可以想像而知，寒濕的病理條件前節既已闡明，處方自然而出，草果、赤苓、豬苓、澤瀉大力調節水分；厚朴、半夏調節腸運動，生白朮、木瓜防其脫水及手足厥冷而轉筋，則以上的症候較前節為重，殆無疑義，虛者乃稍稍影響心臟，須強心以刺激循環，如此則組織之體液，由停瀦而可重新集合入血管作統籌分配。

　　上條所述只是目黃，尚不能決定究竟是腸胃道影響肝膽，還是肝膽影響腸胃，今則面目俱黃，四肢常厥，舌灰滑，中焦滯痞，用草果茵陳湯及茵陳四逆湯。

　　草果茵陳湯：草果一錢　茵陳三錢　茯苓皮三錢　厚朴二錢　廣皮一錢五分　豬苓二錢　大腹皮二錢　澤瀉一錢五分

　　茵陳四逆湯：附子二錢　炮乾薑五錢　炙甘草二錢　茵陳六錢

第二章　中焦篇

中醫論黃疸有陽黃、陰黃、寒濕、濕熱，愈分愈歧，令讀者無所適從，我們在此願意再強調一遍，藥無溫涼，病無寒熱，不懂病的機轉，單從病的表面著手，無法醫病，抑且敗事，熱與寒不過是組織充血的反射不同，問題是血管與組織靜水壓（hydrostatic pressure）以及滲透壓（osmotic pressure）的改變帶動變化，既稱寒濕則濕為血管之體液散在組織，由血管循環平均分布率較少，而血管本身（如今講的是在中焦腸胃消化道）又大部分緊張而收縮，我們前面也已經再三講過，全面法是強心促進流量兼及分利屬茵陳四逆湯，局部法是分利調節水分而去濕，茵陳之用因此藥可以清理血液中的黃疸色素，草果茵陳湯是局部法。又云：

　　足太陰寒濕，舌白滑，甚則灰，脈遲，不食，不寐，大便窒塞，濁陰凝聚，陽傷腹痛，痛甚則肢逆，椒附白通湯主之。

　　椒附白通湯：生附子炒黑三錢　川椒炒黑二錢　淡乾薑二錢　蔥白三莖　豬膽汁去渣半酒杯

舌白滑，甚則灰是我們前節所講的濕困，於是消化不良，腸胃機能大差，不食，大便不通是前列腺素（prostaglandin）及肌酸磷酸激酶（creatine phospho kinase, CPK）既↓，則腸中的多肽（polypeptide）及P物質（substance P）相對性產生傳遞不平衡，不寐是因不平衡，腸中的多巴胺（dopamine）↑；若有感染，蠕動不良，內在緊張度↑腹痛；痛甚則肢厥；舒緩激肽（bradykinin）↑則脈遲；這種痛，是屬於急性腸炎的絞痛（colic pain），醫治的辦法當分三路進行：

一、腸胃蠕動不良，是由濕阻使神經傳導失職而來，如上所述，欲解決神經的失職，必須使緊張收縮的血管重新流暢，則神經隨之而穩定，乃用蔥白、乾薑調節血管運動神經及小血管。

二、單用此二物，力量尚嫌不夠，必須用大劑強心，強力藥推動之，則用附子、川椒。

三、由於炎性部分充血及積滯影響蠕動，用豬膽汁消炎，通利去積，減輕負

擔，實是高招。

如此直截了當，又何必陰陽虛實，纏繞不休，病勢正急，豈容猶疑耽誤。又云：

> 陽明寒濕，舌白腐，肛墜痛，便不爽，不喜食，附子理中湯去甘草加廣皮厚朴湯主之。

> 附子理中湯去甘草加廣皮厚朴湯：生茅朮三錢　人參一錢五分　厚朴二錢　廣皮一錢五分　生附子炮黑一錢五分

濕可以抑制代謝，代謝高↑，而濕從而抑制之稱濕熱內蘊，反過來講代謝低落亦可生濕，此時的濕又稱寒濕，所以我們以前曾經講過所謂濕而熱，濕而寒，乃是人身本來的體質問題，曾舉飲酒對人體的反應為例，我們更知道大凡濕熱絕不能用參附作全面的代謝興奮，蓋濕之中當包含有所謂熱及炎症狀態，假令人身體衰弱代謝本低，腸胃道運行不化而蠕動遲緩，因遲緩而上面產生壓力，直腸部分既無彈性，又加上面的的壓力，肛門垂墜而痛，因而便不爽，動量差，代謝↓，不喜食，此類寒濕是先代謝↓，而產生所謂濕，自當興奮之為第一要務，用理中湯配廣皮芳香去濁，厚朴去濕，茅朮即蒼朮滲濕力比白朮大。若乃

> 寒濕傷脾胃兩陽，寒熱不飢，吞酸形寒，或脘中痞悶，或酒客濕聚，苓薑朮桂湯主之。

若較上述之情形為輕，代謝不高，體力不夠仍是先決條件，濕乃從而蘊積是後來附加的，用苓薑朮桂湯方，亦即促進消化，運化代謝，則濕自去。

> 苓薑朮桂湯：茯苓塊五錢　生薑三錢　炒白朮三錢　桂枝三錢

第十一節　把霍亂也投入寒濕章中

（51-52）

> 濕傷脾胃兩陽，既吐且瀉，寒熱身痛，或不寒熱，但腹中痛，名曰霍亂。寒多不欲飲水者，理中湯主之；熱多欲飲水者，五苓散主之。吐利汗出，發熱惡寒，四肢拘急，手足厥冷，四逆湯主之；吐痢止而身痛不休者，宜桂枝湯小和之。

理中湯：人參、甘草、乾薑、白朮各三兩

加減法：若臍上築者，腎氣動也，去朮加桂四兩。吐多者去朮，加生薑三兩。下多者，還用朮。悸者加茯苓二兩。渴欲飲水者加朮，足前成四兩半。腹中痛者加人參，足前成四兩半。寒者加乾薑，足前成四兩半。腹滿者去朮，加附子一枚。服湯後，如食頃，飲熱粥一升許，微自汗，勿發揭衣被。

　　霍亂是霍亂弧菌（*Vibrio cholerae*）感染，毒素刺激腸壁，腸黏膜分泌細胞大量分泌，使人於頃刻間脫水導致死亡，現代治療法用生理食鹽水點滴，不使脫水，此菌感染過程很快呈一過性，過後人體自然恢復，此處所述者都是症象，包括了真性的霍亂，亦並不排除夏令急性腸炎，所含的範圍很廣，我們認為重要的是在其隨症加減的用藥非常靈活，如此可見吳鞠通功夫的一斑，如云上吐下瀉，寒熱身痛或不寒熱，但腹痛，純屬腸胃急性發作症象，有寒熱、無寒熱無關大要，腹痛是蠕動不正常而來（不一定是真性霍亂，所以硬要將西醫的事物套進中醫內，乃稱中西醫合璧，實在是不可能的，而且亦絕無此必要），白朮、乾薑，前者穩定消化系統的分泌及蠕動，後者調節腸內壁血管運動神經以幫助其恢復；恐恢復力之不夠，用人參強烈支援之；因為上吐下瀉，用甘草以緩和之，為什麼要用這方子（理中湯）呢？寒多不要飲水是表面理由，因為吐瀉而不口渴者非常之少，口渴乃吐之後的自然反射條件，而今沒有這現象，腸胃生激烈的變化及抑制，要使之改善非大劑興

奮劑不可，此理中湯應用之目的；若臍上築，亦即臍上悸動，是腸子中分泌過↑，因而隨腹中的大動脈跳動而悸，如今已在大瀉特瀉之後，絕不可能再用下法，即使用下法必然不靈，吾人可預知腸受大刺激，大蠕動後，生靜態之抑制，但分泌物乃大量溢出，用刺激藥下瀉，非特無效，抑且敗事，要開闢另外一條分利的路線，當然非利小便莫屬了，去白朮，因為此藥本是用作安定腸胃蠕動的，如今下利後已生靜態的抑制現象，再能見臍下築築然，否則腹痛時絕無這種現象，故去朮加桂，桂者肉桂也，擴張腎絲球體小血管以利尿；若吐多者，則知腸子蠕動↓，胃的蠕動循十二指腸而下行，須配合腸作相應的蠕動，假如腸子的蠕動量↓，胃下行動量大，乃成逆蠕動則嘔吐，腸子動量既↓，不必用白朮使之安定，故去之，而用生薑，生薑是優良的胃神經興奮止嘔劑；下多者還用朮，腸子動之速，當然仍用朮；悸者是心跳動盪，原因是下吐之後，水分及電解質不平衡，茯苓中含有多種電解質；渴欲飲水者，由於水分的不平衡而產生，某處水分多而積潴，則另一處必然缺水而乾枯，我在《傷寒論之現代基礎理論及臨床應用》中，述之甚詳，如今腸液大量分泌，口中唾液↓，使腸中液體重行吸收非先安定腸子之動量使歸於正常不可，故用朮；腹中痛者加人參，朮之安定運化水分，亦即分泌液之力量不及乃加人參；寒者加乾薑，有寒意是血管擴張力↓，血流量↓，乾薑穩定之；腹滿者去朮加附子，滿是腸中液體大為脹滿而停潴，朮是安定腸胃促進吸收的力量太慢了，無法一時奏效，且經過瀉之後，腸本已抑制，用之無益，故去之，加附子乃促發心臟及代謝，亦即所謂回陽峻劑，心臟運血量↑代謝↑，則水自去也；吐瀉之後代謝率↓，心神疲憊，用熱粥溫服，勿使再受涼，一方面略增醣之營養，一方面防止受寒，因抗病力未復，易生敏感也。

　　五苓散加減法：腹滿者，加厚朴、廣皮各一兩。渴甚面赤，脈大緊而急，搧扇不知涼，飲冰不知冷，腹痛甚，時時躁煩者，格陽也，加乾薑一兩五錢，百沸湯和，每服五錢，日三服。

　　汪按：濕溫、濕瘧、寒濕、中寒等證皆有陰盛格陽；若春溫、風溫、暑熱、溫疫毒，非犯逆則絕無此證，雖或病前、病中，兼犯房勞

遺洩亦斷無陰證，而陽盛格陰者，則往往有之。

熱多欲飲水者，五苓散主之。此處的熱多，是指口乾發熱而言，是指有發熱；體液水分不均勻分布，則稱之謂濕，熱是感染後所反應的高代謝，但為濕所抑，則發綿綿不休之熱，稱為熱多，要分利去濕則用五苓散。

腹滿是腸子動量差，則對五苓散之效果大打折扣，乃用廣皮，厚朴調節之；總而言之，濕是血管中的體液流散入組織多而產生的現象，我們已經再三申述，相對地一步步地來講，則大血管血流流入小血管，小血管又流入微血管，微血管又流入組織者多，集合者少，則成血流、血液在循環停潴上言之，組織＞微血管＞小血管＞大血管，如是則血液在末梢之停潴率遠多於中樞，故病者因血液之停潴而成大熱，心臟之跳動靠動脈搏出能，更須靠靜脈之回流能，後者較前者更為重要，所謂陰盛者，濕盛也；格陽者，影響整體心臟血行循環矣，當然是非常危險之候，一面急於用五苓散之分利，猶恐遠水已經救不得近火，所以加大劑血管運動神經調節劑乾薑乃克有成，下按的「汪按」極耐人尋味，意思是凡挾濕，方有陰盛格陽之症，其他溫病春溫、風溫、暑熱……除非犯逆（其實所謂犯逆也是很少很少，病之進行本來使然，絕非用藥之過，一般中醫罵來罵去很喜諉過於人，很無聊）絕無此證，其是一箭中的之高論，除非濕重是體液集中於末梢，血管血流↓，自是組織本須血流傳達，方能行使代謝，因血流入↓，而無法循環支援代謝，亦無法將之由循環而平均分配，乃成陰盛格陽。

腹痛甚，時時煩躁者，乃血流輸送 O_2 至腦之量↓（溫熱病並非濕重，故絕不呈現如此情勢，所謂陽盛格陰又是另外一種條件，以後逢到再詳細論解之）。五苓散加乾薑，處方著手高超而爽快利落，此吳鞠通之所以為吳鞠通不同凡響也。

吐利汗出，發熱惡寒，四肢拘急，手足厥冷者，四逆湯主之。此條之情況較上條五苓散更為惡劣，由於上述之條件惡化，導致心臟循環力一時大降↓，頭腦缺 O_2 較為敏感再見煩躁，心臟循環↓，而至四肢缺乏 O_2，則此血管本由擴張而收縮，以謀促進循環之代償，故四肢厥逆、拘急，此時當以強心

為主,更須調節血管運動神經之四逆湯主之。

　　四逆湯:炙甘草二兩　乾薑一兩五錢　生附子去皮一枚

　　附子強心,猶恐不逮,復加人參以支援之。

　吐痢止而身痛不休者,乃肌肉缺 O_2 及 $CO_2\uparrow$,乳酸↑刺激而生此症,用桂枝湯流動皮下小血管血流,則此症即除,否則洗個熱水澡也有相似的效果,但是假如不但是缺氧更兼脫水,電解質尤其是鈉離子 $Na^+\downarrow$,乃成霍亂轉筋者,五苓散加防己桂枝薏仁主之,寒甚脈緊者,再加附子。

　　五苓散加防己桂枝薏仁:即於前五苓散加防己一兩　桂枝一兩五
　　錢　足前成二兩　薏仁二兩

　　寒甚者加附子大者一枚,杵為細末,每服五錢,百沸湯和,日三,劇
　　者日三夜一,得臥,則勿再令服。

　單五苓散之調節水分,已見力不夠,加防己助其調節,轉筋不加桂枝不能調節皮下毛細血管,薏仁配合桂枝不僅內安腸胃,更隨桂枝之擴張末梢血管,薏仁弛緩筋腱肌肉,若心臟循環呈一時之脫力則加附子,由此可知中醫藥之用,極盡妙處,若乃現代西醫,講起來就簡單多了,補充生理食鹽水即可,但 Na^+ 之缺失,並非真的缺失,是脫水後 $Na^+\downarrow$,血管外之 Na^+ 進入血管作代償,水亦隨之,組織間隙中水↓,所謂生脫水現象者,非真正的脫水,實則水分不調節來勢很急,中藥之調節方法,千變萬化,豈但可用在脫水,更能推廣至很多很多條件中應用。

第十二節　此霍亂與真霍亂不同

（53）

> 辛中寒濕，內挾穢濁，眩冒欲絕，腹中絞痛，脈沈緊而遲，甚則伏，欲吐不得吐，欲利不得利，甚則轉筋，四肢欲厥，俗名「發沙」又名「乾霍亂」。轉筋者，俗名「轉筋火」，古方書不載。蜀椒救中湯主之，九痛丸亦可服。語亂者，先服至寶丹，再與湯藥。

古人的解說，是中陽本虛內停寒濕又為蒸騰穢濁之氣所予……，再三品味思索，無法得其要領，其實從上節的汪按我們可以知其端倪，大凡暑熱天，或者隆冬轉溫的春天，人體代謝轉趨升高，若在此時患病，則代謝因病而升高，使成所謂春溫、溫病、風溫，迨至真正炎炎夏令，時間如果亢長，則代謝先受熱而高，當然出汗，汗乃相當代謝升高的結果，即所謂疏洩體溫，因汗出之多則抗利尿荷爾蒙隨而↑，所以汗多小便即↓，由於出汗雖然與小便同樣有排泄作用，究竟是以腎臟的分利為正宗，皮膚排泄列居次位，所以代謝後之產生 CO_2、H_2O、乳酸（lactic acid），不能充分排泄使之恢復，乃稱之云濕，長夏濕重，又因濕而使代謝受抑制，乃成濕困，消化不良，吾人熟知小腸的中間一段空腸（jejunum）在十二指腸（duodenum）之後，迴腸（ileum）之前的結構組織及生理機能幾乎和腎臟的近曲小管（proximal convoluted tubule）、腎亨利氏環（Henle's loop）近端區（proximal part）幾乎全然相同，所不同者為此處分泌肽（peptide），而空腸對醣類的吸收二者略為相異，腸子壅滿其酵素的作用隨血液而傳轉，腎臟的分利亦↓，夏令本因熱使人代謝高，體工應以上的條件而漸漸使體能上腸更動量、腎臟過濾量降低，而代謝隨之生調節性的降低，內經云「冬至一陽生，夏至一陰生」亦所謂天氣冷，人身調節應之以熱，天氣熱則人體應之以寒，其事實真相不外乎上列的解說，推廣而言之是生物體對環境的適存（adaptation），所以在赤道地帶或北極寒冰地帶，人類生活如常，因長期如此已經充分適應了，代謝之主要因素為甲狀腺的機能，而甲狀腺（thyroid）、胸腺（thymus）及扁桃腺（tonsil）

在胚胎學上同源出於第 2 及第 3 對咽囊（pharyngeal pouch），彼此部分有相互輔助作用之處，代謝低則甲狀腺機能↓，胸腺、甲狀腺及扁桃腺都對免疫具相當作用，現代醫藥述之甚詳，因甲狀腺↓而免疫力未必能↑，可能亦降低，故夏季炎熱傳染病雖因蚊蠅增生不衛生而增多，但人體突生腸胃病腹痛瀉亦即洞泄者也不少，不可謂非無因也，「陰寒穢毒蒸騰之氣」的理由在此，免疫力↓，中國醫學之治療，興奮代謝，或者促進代謝，不過屬許多方法中之一法而已，也相當有道理，若乃所謂卒中寒濕（腸胃道受感染或急性腸胃炎）；內挾穢濁（本來以上種種消化↓，代謝↓，免疫力↓）；眩冒欲絕，腹中絞痛，脈沉緊而遲（是絞痛〔colic pain〕所必具的症狀）；甚則伏，欲吐不得吐，欲利不得利，甚則轉筋，四肢欲厥（因痛及傳染病原的不同，產生所謂神經症狀）神經症狀的產生我需要更進一步來檢討其原因，我們在前面曾經提起 P 物質（substance P）及多肽（polypeptide），現在更須深入交待其相互作用，P 物質廣泛地分布於人體，但是在小腸、脊髓及腦中，最為密集，P 物質經各種酵素分解及切斷成種種不同的多肽，由這些多肽流入各神經節（nerve ganglion）中，使神經傳導產生截然不同的作用，夏令的大量出汗使鈉 Na^+↓，因鈉↓而呈肌肉無力，胃口不佳，精神萎靡，平時不生病有這種現象，在大陸俗稱痀夏，一旦感染，腸胃原本弱，其 P 物質即有變化，酵素因濕不正常，對應產生的多肽呈一過性不正常，於神經節之傳導↓，緊張度↑，脊髓神經、腸胃蠕動神經活力大↓，乃生欲嘔不得嘔，要利不得利，Na^+↓神經之阻斷（block），脈伏，甚則轉筋，俗稱發沙，又稱乾霍亂，更嚴重可以因緊張而神經更阻斷，手指厥紫，腦部缺氧而神昏語亂，即時施救不及而死亡的原因是由於呼吸衰竭、換氣不足（hypoventilation），鈉↓造成低鈉血症（hyponatremia），血壓隨之低下↓形成低血壓（hypotension）及體溫↓造成失溫（hypothermia），而真正的原因是由於神經傳導不良，腸胃動量停滯，救急的方法是用銅幣或湯匙浸水重刮關節至皮膚有紫色鬱血的小點滲出皮膚，其目的在求使皮膚疼痛而刺激腦神經而使神經傳導↑，因神經及皮膚同屬外胚層發育而成，假如注射穿進皮膚時最痛，入肌肉則痛減，或者用三稜針放血，或者針灸，原理如同一轍，又云用救中湯主之。

救中湯：蜀椒三錢，炒出汗厚朴三錢　檳榔二錢　淡乾薑四錢
廣皮二錢

轉筋者加桂枝三錢、防己五錢以調節血管神經，薏仁三錢緩和筋肌，厥者加附子，一切與前述方法大同小異，又云可以九痛丸治之。

九痛丸：附子三兩　生狼牙一兩　人參一兩　乾薑一兩　吳茱萸
一兩　巴豆一兩

蜜丸梧桐子大，酒下，強人初服三丸，日三服，弱者二丸，兼治卒中惡，腹脹痛，口不能言；又治連年積冷，流注心胸痛，並冷衝上氣，落馬墜車血病等症。

此方較前方力宏，故適合做丸藥，備用急救，其中最猛峻之藥便是巴豆，往往一瀉而全身性整體重新調節而救急，較其他湯藥為速而效宏，巴豆雖是瀉下之峻劑，對神經尤其是脊髓神經關係極大，吳氏大談其發疹經服生薑而斃，乾薑而死，實非真相，徒亂人意，故一概剔去。又下方：

立生丹：母丁香一兩二錢　沉香四錢　茅蒼朮一兩二錢　明雄黃
一兩二錢

為細末用蟾酥八錢，銅鍋內加火酒小杯，化開，入前藥末，丸菜豆大，每服二丸，小兒一丸，溫水送下，治傷暑霍亂沙證、痢疾、泄瀉、心痛、胃痛、吞吐酸水，及一切陰寒之證。

大部分為醒腦、芳香、強心之劑，更能安定腸胃，其機轉（mechanism）要也不脫離以前所述也，更妙者乃是獨勝散。

獨勝散：馬糞不拘分兩，瓦上焙乾，為末。

老酒沖服二三錢，不知，再作服，治絞腸沙，痛急，指甲、唇俱青，危在頃刻。

吳氏更舉實例治愈一女子忽患沙證，沒有馬糞，即騾糞也行，當然我們現在很少再有機會用此等怪藥，但其理由何在？值得研討一番，大凡各種神經荷爾蒙如 γ- 胺基丁酸（γ-aminobutyric acid, GABA），對大腦及脊髓之刺激抑制恰巧相反，例如脊髓呈神經傳遞緊急狀態↓（抑制），大腦之緊急狀態↑（興奮），反之亦然，嗅覺神經在十二對腦神經中的第一對，但極為短小，僅僅在腦底些許分布，看起來不太重要，在胚胎上來講，嗅神經（olfactory nerve）是大腦由此發展的原始神經，當大腦發育完全後，留下的剩餘痕跡，但其作用相當大，略受刺激，立可使大腦興奮或竟抑止，馬及騾之糞，比反芻動物如牛羊鹿之糞為臭，更含有吃草後的纖維素，因為馬及騾沒有溶化植物纖維的酵素（cellulase）與牛羊不同，所以大便中含很多纖維素，可以促進腸蠕動，糞中更有剩餘的消化酵素，臭味有 NH_3 使腦鎮靜，聞香則精神興奮，嗅臭則頭昏眼花，當然此種藥我們不能再用，不過略提其治療機轉以明其理即可，我鄉吳諺云：熱天多聞臭味，不會發沙，良有意也。如今環境衛生改善，蛋白攝取量，生活條件遠勝於昔，這類病在寶島台灣已經少見了。

第十三節 〈中焦篇〉用藥的主方正氣散加減以及其他

（54-62）

溫病的〈中焦篇〉不及〈上焦篇〉精彩，也不及〈上焦篇〉重要，所以吳郡陸九芝先生強調，傷寒方中不帶所謂溫熱藥者溫病都可以用，按實例來說，溫病〈中焦篇〉中的風溫、溫熱的確如此，但在濕病卻未必如此，在〈中焦篇〉中，尤其是濕溫一節，是〈中焦篇〉最重要的一部，我們應詳細研究的，令人奇怪的是《傷寒論》雖名為傷寒，卻不能對真正的腸傷寒作非常有效的治療，反而溫病中焦的〈濕溫篇〉中卻對真正的腸傷寒（typhoid fever）效果較為特出，例如：

濕熱上焦未清，裏虛內陷，神識如蒙，舌滑脈緩，人參瀉心湯加白芍主之。

人參瀉心湯：人參二錢　乾薑二錢　黃連一錢五分　黃芩一錢五分　枳實一錢　生白芍二錢

其實所謂濕熱上焦未清，是咳嗽、喉痛、發熱等症狀，本來是傷寒的前驅症狀，有人有之，有人無之，端視其人體質條件而定；所謂裏虛內陷，可以說無甚道理；神識如昏，是發燒，腸子內的多肽（polypeptide）分泌不同而影響的，若分泌血清素（serotonin）則昏昏欲睡，分泌多巴胺（dopamine）則神志昏憒，似睡似醒；高熱而脈緩是傷寒常見的症象，高熱而副交感神經興奮，可使脈博緩弱，更使人神識如蒙；舌滑與不滑無關大局；人參瀉心湯則不失為良方，因屬腸傷寒，本來腸壁膜發炎，腸黏膜下之組織生潰瘍，極須消炎，故用黃連、黃芩以退充血消炎；更須強壯，故加人參增其抗病力；調節腸蠕動適當，能收事半功倍之效，故用枳實、白芍，可稱絲絲入扣，復加乾薑以調節血管運動神經，協芩連使充血退卻更速更有效，假如另外一個條件：「不飢不食，機竅不靈」，述其症狀已經足夠，不必再來什麼「濕熱受自口鼻，由募原直走中道」等等奇怪令人似懂非懂之句，用芳香劑興奮大

腦及腸子，一則增加抗病力，二則去腸中之積，有助去除腐敗物，減輕負擔，更加促進腸運動，則使體力恢復，充血量↓，加輕度消炎劑，又是另外一套消法，與前條之法並不抵觸。鬱金、香豉、降香之芳香；栝蔞皮、山梔之消炎；枳殼、桔梗之對腸運動。若見：

> 熱蒸頭脹，身痛嘔逆，小便不通，神識昏迷，舌白，渴不多飲，其重點在神識昏迷，先強心清腦予牛黃丸，以兼消炎去熱，再用茯苓皮湯。

> 茯苓皮湯：茯苓皮五錢　生薏仁五錢　豬苓三錢　大腹皮三錢　白通草三錢　淡竹葉二錢

心神極重要，先當穩定之，穩定之後，當調節分利水分：茯苓皮、豬苓、大腹皮、白通草；更須健腸胃以通大便兼消熱：竹葉、生薏仁，雙用。若不見二便不利之腸子症候，但見氣壅為噦之胃症狀，則當用新製橘皮竹茹湯：

> 新製橘皮竹茹湯：橘皮三錢　竹茹三錢　柿蒂七枚　薑汁三茶匙沖

柿蒂本可消除橫膈膜及胃痙攣，竹茹是鎮靜安定胃神經而用，薑汁健胃在其次，止嘔止噦最為有效，蓋能促進胃之運動神經及調節胃分泌也，方子似嫌太簡單了些，一般小症候自可消除，假如連及全部消化道，尤其是腹脹，大便不爽，當然不能用承氣湯瀉之，應該用芳香化濁劑，復加輕緩通便劑，因腸子條件本來已經相當不良，故用一加減正氣散。

> 一加減正氣散：藿香梗二錢　厚朴二錢　杏仁二錢　茯苓皮二錢　廣皮一錢　神麴一錢五分　麥芽一錢五分　綿茵陳二錢　大腹皮一錢

此方本由藿香正氣散變化而來，但是較藿香正氣散為精專及活用，是吳鞠通高明之處，我們對於他的如何加減應用，此地可見一斑，為什麼吳氏為處方高手，我們更可作一詳細分析：由於大便不利而腹脹是腸中氣體發酵，導致腸中某部分動量差，如果用藿香梗、芳香止酵而通氣是第一要著；厚朴、

杏仁本為腸運動不正常而設厚朴麻痺運動神經，更須知神經之痙攣是傳導過分強烈，麻痺是傳導低落，但是就整條腸胃道來講，絕不可能全部強直或全部麻痺，假如是如此，則此人無法生存，蓋生存的條件是漸漸腸胃道的運動，若有一部麻痺，則另一部或者某一部必然興奮，反之亦然，如此方能保持腸胃的活力，諸凡生物包括人類自不例外，這類行為稱之為代償作用，今用厚朴麻痺亦即抑制其運動，杏仁亦抑制，但是屬中樞性非局部性，杏仁在局部性反有滋滑通便作用，廣皮、大腹皮助藿香梗之芳香興奮，不過藿香為中樞局部兼顧，蘇子廣皮、大腹皮局部興奮勝過中樞興奮；神麴、麥芽具消化酵素幫助消化；茵陳是鎮靜利膽作用，間接幫消化，處方極為漂亮。

假若反過來：胸悶而大便溏，亦即大便稀薄而爛，可用二加減正氣散，除了藿香梗、廣皮、厚朴、茯苓皮具以上相似的作用之外，因便溏用木防己、大豆黃卷、薏仁、川通草以祛濕健腸胃。

　　二加減正氣散：藿香梗三錢　廣皮二錢　厚朴二錢　茯苓皮三錢
　　木防己二錢　大豆黃卷二錢　川通草一錢五分　薏仁三錢

我們從而知道假如病的原因屬於同一種，而病的變化略為相異，便溏與大便不利本為二個相反的條件，其實是一物的兩面，所以根本方劑並無不同，加減變動即可，若乃：

　　三加減正氣散：藿香三錢　茯苓皮三錢　厚朴二錢　廣皮一錢五分　杏仁三錢　滑石五錢

所述的條件是「舌黃脘悶，氣機不宣，久則釀熱」，與一加減及二加減不同之處是大便問題，三加減非大便利與不利，是舌黃脘悶，久則釀熱，重要之處，其藿香、茯苓、厚朴、廣皮自是不變，所變者杏仁、滑石而已，此方以分利為主，化濁健胃為副，仍脫不開腸胃道，蓋小腸及腎臟之關連條件，所謂肝腎症候群（hepatorenal syndrome）者，前已詳述過，因其結構作用有部分相合，真正重要點乃分利水分，芳香健胃更間接強肝利膽，變化較一加、二加略大，還不稱大：

四加減正氣散：藿香梗三錢　厚朴二錢　茯苓三錢　廣皮一錢五分　草果一錢　炒山楂五錢　神麴二錢

　　四加減正氣散方主治邪阻氣分，舌白滑，脈右緩者亦無他，正氣散本以藿香梗、厚朴、茯苓、廣皮為基本作加減，一加、二加、三加、四加、五加都是如此，其另加減之藥不過隨症候加減而加減，草果、山楂、神麴、去濕，亦即多餘的水分，山楂強心兼增加消化酵素與神麴相同，什麼邪阻氣分，舌白滑都無甚意義，唯有右脈緩則表示濕阻心肺的流動量略為低下，山楂、草果都略具改善作用，若是脘悶便泄，胸脘悶自是正氣散基本方劑，藿、朴、茯、陳即可，便泄即非得用大腹皮去水，穀芽助消化，蒼朮去水兼安定腸胃：

　　五加減正氣散：藿香梗二錢　廣皮一錢五分　茯苓塊三錢　厚朴二錢　大腹皮一錢五分　穀芽二錢　蒼朮一錢

藿香正氣散自是妙方，治一年四季傷風感冒，假若知道其基本條件是藿、朴、茯、陳，貴在隨症加減，其效果遠勝原來之藿香正氣散，此真乃吳氏高明之處，見識不凡也，什麼三焦氣滯……等，實在徒亂人意，吳氏一一例舉之，一如畫蛇添足，佛頭著糞，不敢領教。

第十四節　「濕」對消化道（尤其是腸子）所作的負面作用

（63-68）

　　所謂濕，我們已經講得夠多了，在表體軀殼（somatic）方面雖然是發熱而體溫不會太高，汗出黏黏，神志困倦，理由是代謝力因天氣炎熱先↑而後↓，或竟為濕所阻，亦即為腸胃消化機能差，而影響肝膽機能降低，無法因被感染而被動地升高代謝及免疫力以抗病毒，代謝既然降低，網狀內皮系統（reticuloendothelial system, RES）免疫力亦隨之而降低。因發熱、葡萄糖之代謝由於 O_2 之不足而形成水（H_2O）、二氧化碳（CO_2）及乳酸（lactic acid），本來應該由腎臟將之排除為正道，或者至少應該由出汗而排泄之為另一孔道，如今不得出，乳酸因缺 O_2 無法還原成葡萄糖，復加水之排出↓CO_2↑，酸度略增，故身痛。脈之所以緩者，本來熱度升高一度，脈搏增加十下，若是腸熱症的傷寒則脈反遲緩，熱高而綿綿不退。舌淡黃而滑，表示消化道受發熱的影響，而轉趨呆滯。渴不多飲，或竟不渴者，乃胃腸道之液態神經素（autacoid）對口中之唾液具有影響。汗出熱解，繼而復熱者，此病本來就是如此，其理由所謂內不能運水穀之濕，外復時令之濕，夏天氣溫高，濕度蒸發力↓，發表攻裡兩不可施，這倒也是實情，吾人已言之再三，發熱本是緊張度（stress）↑，發表端視何種藥而定，若乃麻黃桂枝之屬，本具交感性興奮，得之當然生負面影響，茲不復議。攻下之條件，需病人本身有攻下之條件外，更需病人的體能足夠有被攻下的「本錢」方可，脈既緩弱，心臟的條件不夠使喚，腸胃蠕動呈↓，肝功能亦↓，代謝↓，而攻下無異促其死亡，徒清熱則濕不退，用清熱藥多為抑制代謝之藥，雖有退充血及鎮靜之效，但兩者相抵，功不抵過，代謝為人身之本，本而不顧，末有何用，徒祛濕則熱愈熾，其發熱除應感染所發之抗病熱之外，其 CO_2 積聚、酸度增加之熱感大盛，單行道無法收效，必須清熱之外復加祛濕；其中，祛濕之中又大有文章，因排泄以腎臟為正主，要從腎臟排泄之道不外有幾種：

一、促進心搏力，使血流過濾易至腎臟。

二、增加血壓（假如血壓↓）者則與前條一樣，亦可得其效果。

此兩種方式都是由遠區、系統性（systemic）、中心區發動以達其效果，如今之情況代謝低落之下，復加濕而消化不良，熱而酸度增高，此類方法並非在溫病中絕對不用，但在目前的條件下，自無可用之理，投鼠忌器，否則得不償失，可以全面潰敗，所以當用局部清利法為主，故用黃芩滑石湯。

　　黃芩滑石湯：黃芩三錢　滑石三錢　茯苓皮三錢　大腹皮二錢　白蔻仁二錢　通草一錢　豬苓三錢

此方之大概與五苓散相去不遠，唯一不同者乃用黃芩而清熱，白蔻仁以芳香化濁，滑石以和緩腸壁之緊張使分利順暢，我們前面早已講之又講，小腸之中段空腸（jejunum）與腎臟的 proximal part of convoluted tubules （亦即 Henle's loop 處）之組織與結構幾乎全部相同，古人常云心火由小腸瀉，瀉小腸者即所以利小便也，五苓散之屬調節之，滑石安撫順利之，黃芩以清熱鎮靜，大腹皮、通草、豬茯苓祛濕助利小便，則使腎臟排泄水分為正統之機能恢復，腸中濕困，水去則濕去，神志昏沉，全身疼痛均可緩解，自是高招。其實只要明其原則，用藥即使略有出入，同樣也能奏功，此所以醫以明理為貴，並非專為特效藥或祖傳秘方之設也。又云：

　　陽明濕溫，嘔而不渴者，小半夏加茯苓湯主之。

　　小半夏加茯苓湯：半夏六錢　茯苓六錢　生薑四錢

生薑半夏本為止嘔良藥，生薑興奮胃運動神經，半夏更能興奮副交感神經以祛痰，因為有「痰」，實非是痰，乃是胃中分泌液失常而過多，用茯苓、生薑、半夏三味聯手調節之。嘔甚而痞者，半夏瀉心湯去人參乾薑大棗甘草加枳實生薑主之。

　　半夏瀉心湯去人參乾薑大棗甘草加枳實生薑：半夏六錢　黃連二錢　黃芩三錢　枳實三錢　生薑三錢

虛者復納入人參。

制方之道，以簡捷為主，能簡則簡，今症狀為嘔，半夏生薑本屬止嘔之劑；為痞，痞乃心胸中如有物哽住，乃胃動能↓呆滯，原因是充血性的胃擴張，黃連黃芩去充血消炎，枳實興奮平滑肌使胃動量↑，其他如甘草因痞為中滿而不用，大棗乾薑因此處並無血液血管性患疾，可用可不用，最好節省還是不用為妙，人參因嘔吐上逆而心煩，大率由於心胃症狀（cardiogastric syndrome）而用之，一舉兩得，故稱虛再加人參，如此即可，不必多費口舌，使人如墜五里霧中也。假如濕熱程度更進一步，在軀體，吾人可見手腳四肢無力，蓋肌肉筋腱因水分積聚而重著感，《傷寒論》上早已述及，骨骱煩疼，乳酸刺激更兼感染又加重著，舌色灰滯，消化積滯，代謝積滯，乃至面目痿黃者，非獨胃腸，連及肝膽也有問題了。痿乃久病的狀態，黃乃久病兼及肝機能失常、膽道不利。蓋腸得膽汁而動量↑，動量↑可使膽汁流暢，此本互為反饋機能作用（feedback mechanism），今則全然失靈，反呈惡性循環，抗病免疫力↓，熱要振而乏力，發熱不徹，代謝↓感染隨之而加重↑，乃呈寒戰，四肢重墜，乃稱之為痺，病者自感毫無力氣，身重心煩者，宣痺湯主之。

宣痺湯：防己五錢　杏仁二錢　滑石五錢　連翹三錢　山梔三錢
薏仁五錢　半夏三錢　晚蠶砂三錢　赤小豆皮三錢

痛甚加片子薑黃二錢、海桐皮三錢。

方子也無非利濕消炎，無甚特出，但是木防己配合片子薑黃及海桐皮止痛去筋腱肌肉的水分卻相當有效，晚蠶砂治療肌肉轉筋，也是高招，藥鋪中的晚蠶砂大多存放過久，恐怕無此效力了，片子薑黃既可消除三酸甘油酯（triglyceride）及膽固醇（cholesterol），又略帶微溶血栓（thromboli）及纖維蛋白（fibrin）之作用，但並不能止痛，致痛之條件此藥大略可稍令緩解，蓋一方面可利膽汁以應薑黃，一方面可對脂肪抑制，無異對致痛的前列腺素（prostaglandin）具有間接作用，另配合海桐皮之袪濕，卻不失為妙藥。至於身熱身痛，汗多自利，胸腹白疹稱內外合邪，此已經講之又講，不必再提，

但汗多自利，胸腹白疹應該略作解釋，此處汗多是濕溫症常例，自利及胸腹白疹是腸胃液呆滯，積垢較多才會產生的現象，蓋皮膚上及腸中的幹細胞（stem cell）均屬同類，因環境不同而產生反應不同，但是關係很密切，所以新式的皮膚病觀念，一律是以內科為主，現今的關係是濕熱蘊積太重，乃生此自己代償的現象，只須略為處方助體工一臂之力，以期撥亂反正即可，故用薏仁竹葉散主之。

> 薏仁竹葉散：薏仁五錢　竹葉三錢　飛滑石五錢　白蔻仁一錢五分　連翹三錢　茯苓塊五錢　白通草一錢五分

> 共為細末，每服五錢，日三服。

如小便閉一經分利則汗自止，白痞消失，自利當然亦停。又云：

> 風暑寒濕，雜感混淆。氣不主宣，咳嗽頭脹。不飢，舌白，肌體若廢。杏仁薏仁湯主之。

> 杏仁薏仁湯：杏仁三錢　薏仁三錢　桂枝五分　生薑七分　厚朴一錢　半夏一錢五分　防己一錢五分　白蒺藜二錢

若一定要從暑熱寒濕陰陽上下中焦等所謂規則來論，可稱雜感混淆；若是由現代眼光來看，根本感染就是感染，何必硬稱雜感，令人不知所云。氣不主宣是形容詞，愈形容愈糟，咳嗽頭脹是事實。不飢也是事實，舌白不過是表示消化道有積，肌體若廢，重著之甚，無力之極，理由見前。所有的藥味大同小異，有咳主杏仁，有肌體若廢主白蒺藜薏仁，有痛木防己桂枝，安腸胃厚朴生薑半夏。又云：

> 暑濕痺者，加減木防己湯主之。

> 加減木防己湯：防己六錢　桂枝三錢　石膏六錢　杏仁四錢　滑石四錢　白通草二錢　薏仁三錢

總之主方除隨症加減之外，總以所謂分利祛濕為主。

第十五節　黃疸與瘧疾之類別

（69）

　　溫病中本來就包括了不少種病，若像現代醫學一般，處處來一個定名，則此書根本無法可寫，亦無法可讀，前些章節中講的是濕溫，實水分不調，體液積聚，蒸發力不夠，代謝低落之感染疾病，當然還少不了發熱綿綿，汗出不退，而今後的濕溫章節中又加列了疸，亦既黃疸，瘧並非真正瘧疾，而是寒熱往來，老是不退清，痢不一定是痢疾，但包括了真正的赤痢和白痢。總而言之，此類病大都發生夏秋之交，因時間的關係而列入濕溫中，如今科學物質文明發達，食物衛生條件都較以前進步，此類病原常見發生在夏秋之交者，今則發病時間並不一定，因為夏秋之交的蚊蠅細菌傳染已經大為減少，幾近於無，反而濾過性病毒大為猖獗，病毒之為物，往往侵犯抗力不足的人，而抗力不足之造成，又可由於受病毒侵犯後過敏性↑，抗病免疫力↓而引起。

　　中醫學本來不是以殺菌抗病為主，而是順自然、順勢導病，使之消失，故雖然經幾世紀之後，仍能亙古彌新，本節之功用非但不會落伍，抑且較現代醫學的治療更為活潑新穎。其實知其原理，明其發病，根本各症均可由一條線而來，此與現代醫學縱橫論列，分門別類比當時所謂之濕溫，不止要多上幾千幾萬倍，其理一致，因為生物化學方面，沒有像物理上有牛頓、愛因斯坦等等偉大天才，不能立超拔之論，統御萬方雜陳之見，乃見疏散零落，將來必有大聖人出，人體的奧秘當可迎刃而解，醫學則要根本改頭換面了。見《溫病條辨・疸》：

> 濕熱不解，久釀成疸，……橫列四時雜感，不能不列濕溫，連類而及，又不能不列黃疸瘧疾，……按濕溫門中，其證最多，其方最夥，蓋土居中位，……錯綜參伍，無窮極也。

　　即以黃疸一證而言，《金匱》有辨證三十五條，出治一十二方：

一、先審黃之必發不發，在於小便之利與不利，小便利不發，小便不利乃發

者屬於緊張，因緊張而溶血的，溶血性黃疸則未經合成的膽紅素，由紅血球破裂溢出，本來不能通過小便，乃使小便更為不利，是發黃因素之一。

二、再察瘀熱入胃之因，或因外併，或因內發，或因食穀，或因酗酒，或因勞色，有隨經蓄血：黃疸之發，以上種種都只能加重其黃疸及症狀，外併內發均可以，瘀熱入胃乃是先肝膽受病，波及腸胃，或腸胃因濕而蠕動不良，血液滯留，乃生熱感，云瘀熱入胃，反使人走入歧途。

三、上盛者一身盡熱，下鬱者小便為難：無所謂上盛，黃疸本是肝病，膽紅素乃抑制神經，黃疸愈重，血液在血管動量因神經傳導賦活量不夠更↓，愈滯留愈熱，是屬於急性 A 型肝炎狀態，下鬱者小便不利，血管、神經、心搏力、腸胃動量、腎過濾量均↓，小便不通暢，或竟連小便亦發黃、不通暢則更有其他感染使之緊張，不可一概而混論。

四、有隨經蓄血，入水黃汗：隨經蓄血是某處發生瘀血，而整體性地血小板、造血機能有變化，入水黃汗不是黃疸病，又是另外一道，在論《金匱》時再詳談。

五、表虛裏虛：說詞而已，無甚深意。

六、熱除作噦，火劫致黃：《傷寒論》中述之甚詳，參看拙著《傷寒論之現代基礎理論及臨床應用》，便知一斑。

病情之解釋如前，治療的條件應列如後：

一、脈弦脅痛，少陽未罷，仍主以和：脈弦是緊張，脅痛亦是緊張而來，若有黃疸，乃是肝臟內血流或膽小管因炎性之變鬱滯膨脹或肝外包膜之淋巴腺流量↓而膨脹，此二者是受內壓關係；如果因黃疸而腸胃呆滯，升結腸之肝曲彎區（hepatic flexure）有氣體膨脹發酵而停滯，則受外來壓力之緊張，或因內臟之故影響外在壁層之肋間神經緊張，均可致痛而脈弦，古人稱之謂少陽，用柴胡湯，不拘大小柴胡湯均可緩解於一時，黃

疸是否可退可改善，恐怕非一方可以濟事，需另想他法。

二、渴飲水漿，陽明化燥，急當瀉熱：肝膽受阻，膽汁分泌↓，則腸子（尤其是十二指腸，其動量為各區之冠）恆起帶頭作用，但其動量與膽汁分泌互成反饋，膽汁↓則十二指腸動量↓，復加濕熱（亦即炎症感染發炎均可，不必拘泥於一途），見病之初發來勢相當急，體工反應相當快，故能渴飲水漿；若腸已有積滯，所謂用陽明法，是既清帶下促進腸蠕動，也有帶動膽汁分泌↑之作用，用大柴胡湯或茵陳湯之屬，其實此法已經不太流行，現今中醫之醫法遠較為進步，不過當不失為一法而已，姑存錄之。

三、濕在上以辛散：頭昏眼花，不拘是風是濕，辛散即是發表之劑，只要不用交感性興奮，風亦好，濕亦好，都可以用。

四、濕在下以苦泄：小便不利，大便不通，用分利、緩下劑，下之時當考慮電解質、體液、腸胃條件，路路可通，不必單用在濕之一症上。

五、如狂蓄血，勢所必攻：蓄血者並非都是如《傷寒論》所講的膀胱蓄血，其實在肛門上、降結腸下之乙狀結腸處，由副交感神經之薦神經（sacral nerve）司之，與十二對腦神經中之迷走神經為同一種神經，影響腦則有云發狂，但尚未見過，可能今日生活條件大變，病者情況亦變之故，亦未可知。

六、所謂濕，早已說過是血管中體液向組織流之勢而構成的。汗後溺白乃分利之腎血管的過濾率↓，但水分又多之象。酒客多蘊熱，乃因酒可使末梢血管擴張，對血管中液體外出有利，回收不利，長此以往，自然成濕。投補清中，名字而已，治法在人，原理既明，何須死求某方云云。

七、女勞有穢濁，始以解毒，繼以滑竅，終當峻補真陰：女勞有穢濁，語言荒唐，更無此事，不過房室勞累，體素弱者或久病方愈，經此而復發，實因神經過度緊張，導致抗力再度降低，舊病復發，何穢濁之有，解毒滑竅名字甚怪，實則僅須鎮靜而帶補益，以穩定當時情況即可。

八、又有所謂陽黃陰黃，一般對於陽黃當易於瞭解，陰黃則不易瞭解，其實陰黃與第七項女勞房室有特殊的關係，一般神經緊張抗力↓之再發，大都不若病初發時之抗力之強盛，於是外呈現象非發揚情況，乃是抑制情況，蓋體力本身條件本已不支也，面色汙黃，肝機能大為衰落，代謝大低，所以畏寒。面色汙黃，肝中膽小管分泌不足，非但是由於阻塞，更由於肝組織漸漸硬化纖維化而分泌近於枯竭，如此則非先急救人體本身生存的條件不可，譬如強心、強肝、促進血液循環，使製造蛋白質及醣等必須物之力略增，用附子、人參、吳茱萸、乾薑，所謂以復其陽，生存之條件略加穩定後，再設法漸漸改善膽汁流量及腸胃動量，此時人體漸漸代謝回轉，畏熱而不畏寒。而黃疸再稱之為陽黃，陽黃為輕，陰黃為重，此不過條件深淺不同而已，不必多繞舌而喋喋不休也。

第十六節　所謂黃疸之用藥解

（70-73）

諸疸之理既明，症象甚無所謂。

由黃疸而腫脹者，苦辛淡法，二金湯主之。

二金湯：雞內金五錢　海金沙五錢　厚朴三錢　大腹皮三錢　豬苓三錢　白通草二錢

雞內金對胃之消化酵素及消化能力促進之，海金沙善於調節水分，由小腸而兼理腎臟及膀胱，復加厚朴、大腹皮、豬苓、白通草等分利祛濕劑，諸黃疸可收消除之效，但治黃疸方甚多，佳方亦多，更不必拘泥於此方也。黃疸若小便短促，五苓散本可祛濕調節水分，更加茵陳清鬱熱，亦即清理血中的膽紅素（bilirubin），但這只是我們治肝炎或黃疸中的一味藥而已，若單憑此方恐怕力量不及也。若見脈沉，中痞惡心，便結溺赤，有功夫有經驗的高手一望便知以便結為重心，乃知溺赤，上泛則惡心中痞，濕重則脈沉，當用通便藥，但不可濫用瀉下之劑，通便清熱兼去濕主杏仁石膏湯。

杏仁石膏湯：杏仁五錢　石膏八錢　半夏五錢　山梔三錢　黃柏三錢

枳實汁每次三茶匙冲，薑汁每次三茶匙冲。

半夏、薑汁止噁心，山梔、黃柏清熱去濕兼清膽紅素，用山梔而不用茵陳，因其噁心之故，其實亦矯枉過正，並不見得有如此嚴重，機轉（mechanism）最為要緊，方劑藥物是其次者也。又云：

素積勞倦，再感濕溫，誤用發表，身面俱黃，不飢溺赤，連翹赤豆飲煎送保和丸。

連翹赤豆飲：連翹二錢　山梔一錢　通草一錢　赤豆二錢　花粉一錢　香豆豉一錢

保和丸：山楂　神麯　茯苓　陳皮　蔔子　連翹　半夏

實則要發黃疸之因，如前節所述。素積勞倦、誤藥，均為藉口而已，不足為憑，徒增口舌，此亦國人之積弊處。前方主利濕，後方主消食，便能扭轉此種困局，黃疸之治療本來別具一格，今吳氏歸之於濕溫中，亦非無因，存之可也。

第十七節　又寒又熱之症候非一定是瘧而稱瘧

（74-85）

　　以前夏秋之交，蚊子甚多，居家簡陋，瘧疾（malaria）橫行，而今瘧疾在台灣甚至全世界，早已絕跡，瘧之為病，似乎可以不必再加討論，殊不知中醫所述瘧，非但包括了瘧疾之瘧，更包括一切發冷發熱之症或竟鬱熱不退之疾，如此則像這種例子除瘧之外，很多很多，當然不能輕視之。《溫病條辨》所言瘧結心下，舌白口渴，煩燥自利，初身痛，繼則心下亦痛，當然不是真正的瘧疾，其實不過是胃壁充血而產生之另外一種現象，胃壁充血可以痞滿、飽脹，可以噁心嘔吐，亦可以口渴、煩燥自利，此類各種不同的症象，須視自律神經作何種變化而生不同的變化，其真正條件是胃中各種分泌細胞所分泌不同，而使胃充血、胃擴張或收縮。西方新近書籍中載之甚詳，不再重覆，身痛是自律神經使表皮下肌肉中血流產生變化，心下痛亦是自律神經之變化，亦即內臟之變化，例如腹膜炎或者盲腸炎，先是泛泛地模模糊糊，嗣後集中於局部（localized）方能真正知道，而真相大白。同樣的意思，心下痛是胃炎局部胃充血的結果，當用瀉心湯，則所謂瘧者，無非胃腸症狀未明顯之前的前驅症而已。又云「瘧家濕瘧，忌用發散，蒼朮白虎湯加草果主之」，瘧家本為皮膚病，皮膚與神經因屬外胚層發展而來之系統，我們前面已經詳盡敘述過，用發散藥是刺激興奮神經，不拘表皮神經或者中樞大腦神經，均受刺激，瘧家本來神經過度興奮而呈過敏再生瘧膿，例如患香港腳雖是小病，一旦神經緊張，或者忙碌，必然大發，皮膚有病那就更加厲害了，豈能再使興奮，火上加油，發汗神經緊張再緊張。在古代，人身體較差，蛋白質攝取量不足，面對刺激無法產生緩衝作用（buffer reaction）時可以致痙，痙者腦膜炎之症狀也。蒼朮去濕以制發瘧之原，石膏鎮靜更為重要，蓋瘧家本過敏，須不使觸發其過度興奮，草果來治腸胃濕積蘊熱是古代治瘧之藥，其實小柴胡湯加去濕劑也未始不可，特吳氏對麻黃、葛根、升麻、柴胡之類的藥有成見而已。是為溫熱學派，因噎廢食之最大敗筆，其實柴胡之性何嘗升過，不

過以訛傳訛之談，甚無聊也，若用小柴胡加減未必較之為差，反有勝之而無不及。

背寒，胸中痞結，瘧來日晏，邪漸入陰，草果知母湯主之。

草果知母湯：草果一錢五分　知母二錢　半夏三錢　厚朴二錢　黃芩一錢五分　烏梅一錢五分　花粉一錢五分　薑汁五匙冲

背寒是背上肌肉皮膚因交感性興奮而收縮，故感覺背惡寒而汗毛直豎，由於背上若冰水噴灑，則胸中自然感覺悶痞或竟要噁心嘔吐，此乃常情，不足為異，瘧來日晏，瘧之症狀漸漸來之，晚而遲延長久，邪漸入陰，其實則因瘧之破壞紅血球，或而非瘧疾之破壞，乃炎症而長期拖延，抗力↓紅血球易於崩潰，O_2不足，愈冷愈長，問題還在胃腸道之抗力大衰，取草果而利濕，知母、黃芩、花粉之消腫、消炎。厚朴、半夏安胃調節自律神經，烏梅、薑汁之興奮健行運動，自可收一時之效。如果更進一步，病情漸漸再深入便成所謂瘧傷胃陽，氣逆不降，胃本來對造血機能具有極大之作用，蓋胃壁因子之分泌配合維他命B_{12}為重要造血因素，久病及瘧疾都使紅血球大量破壞，輕則稱邪漸入陰，重則稱瘧傷胃陽（隨便定一名字，愛怎麼講就怎麼講，中醫陰陽學說之妙不可言，乃翻來覆去，顛三倒四，都可以胡說一通，要從此求進步，不啻緣木求魚，且永無進步，等待消滅，可也）。因為長時期的發燒，胃口絕對全部消失，胃腸消化能力絕對降低，這是不易的事實，原因除以上所述之外，有中樞性因發熱而使進食中樞↓，更有局部末梢性的，胃腸神經傳達力的衰弱，胃腸壁黏膜細胞的分泌液枯竭，所以胃陰胃陽，可以隨便怎麼稱都無所謂，但是不飢不飽，不食不便，渴不欲飲，味變酸濁，卻是事實，如此則熱不退自無可愈之理，例如紅斑狼瘡的長期發熱絕非加減人參瀉心湯可以治愈，此湯不過在一般時令病中較為深一步的，不失為良藥。

加減人參瀉心湯：人參三錢　黃連一錢五分　枳實一錢　乾薑一錢五分　生薑二錢　牡蠣二錢

人參健胃補氣，黃連健胃退充血消炎，枳實促進腸胃運動，乾薑、生薑辛味

開胃，牡蠣二錢可嘗試約略穩定神經中樞。此即所謂瘧傷胃陽，那麼要作一個對仗文章，如何叫做瘧傷胃陰呢？乃云：

> 不飢不飽，不便，潮熱，得食則煩熱愈加，津液不復者，上條為味酸，所以是陽。

因潮熱而陰不足，實則《傷寒論・陽明篇》中，日晡潮熱早有交待，如今再來瘧傷胃陰，此中醫書之所以難讀也。此條為得食煩熱愈加，所以為陰，實在真相是得之味酸是胃中酵素變質，消化分泌失常，此則煩熱是胃壁大量充血而呆滯，得食則充血益甚，兩者都為胃血管神經反射不同而不同，麥冬麻仁湯主之。

麥冬麻仁湯：麥冬五錢　火麻仁四錢　生白芍四錢　何首烏三錢　烏梅肉二錢　知母二錢

要之變化關係也不大，加些麥冬、何首烏、白芍、知母（不用黃連亦不一定絕對不可）以護其陰者即退胃壁充血，若要進一步來講，則是有更深的理論，此處非專講胃腸學，故省篇幅計不錄，簡單些講胃陽即胃之運動量問題、分泌問題，胃陰是胃壁膜下充血性問題以及血液對胃調節之各種相關問題，更需牽連及脾臟的造血調節血液及紅血球問題而已。消化道我人今以胃腸為主，古人論述多稱之謂脾胃，其實脾之一字包括胃腸消化道吸收運化關係全部在內，脾主四肢，寒起四末，亦即四肢，不渴多嘔，熱聚心胸，稱為太陰脾瘧，黃連白芍湯主之。

黃連白芍湯：黃連二錢　黃芩二錢　半夏三錢　枳實一錢五分　白芍三錢　薑汁五匙冲

煩燥甚者，可另服牛黃丸一丸。

太陰不太陰，毫無關係，久熱不退或熱度弛張或定時而發熱或忽冷忽熱，古人都一概稱為瘧，實則包括不少疾病，根據上述則又是另一類症狀的條件，四肢冰冷與寒起四末略有不同，前者稱之為厥冷是用四逆湯之底子，後者是

冷從四肢末端感覺先開始，是代謝↓，加末梢血管收縮而致之。與《傷寒論》的所謂反與桂枝湯以攻其表，此誤也，得之便厥近似，原因是血液集中中樞，因為末梢血管感冷而收縮則四末皮膚呈血流↓的現象，血液不散於表，當然只能集中於裡，乃呈腸胃道大量血聚充血現象，如果不服藥，漸漸身體也能代償恢復，服藥則較為恢復快速而已，故連芩清裡熱即退充血，枳夏芍調節腸運動，生薑汁擴散使血復回表皮及四肢末梢，假如脈濡寒熱，瘧來日遲，腹微滿，四肢不暖，久病成瘧，則紅血球必然大量不支而破壞，此時豈但腸胃不佳，更使脾臟（此處乃真的現代醫學所說的脾臟）因之而脹大，腹微滿原因屬此，四肢不暖，血液條件，紅血球條件↓、代謝、氧氣、養分、營養均↓，體溫之不調節，當然先從遠區開始、離心臟愈遠，則症狀愈明顯，四肢自較軀幹離心臟較遠，循環衰落症狀明顯，故四肢不暖，循環衰落達四肢之力衰，則停滯於中樞，胸腹腔之血↑與前段所述雖明看為兩個條件實則是兩者而一，此不可不注意，用露薑飲。

　　露薑飲：人參一錢　生薑一錢

　　人參興奮代謝，亦即所謂補氣，生薑可擴張末梢血管的條件是其一，要達到此目的是應興奮胃血管運動神經，即所謂健胃，生薑乃正好可用。露一宿，重湯溫服者，使其溶解度增加，藥力加大也。於今科學儀器發達可略，但理由當明，思想可活化，故概略述之。若病情較前更加重，不但外表寒怠，併肝臟腸胃之代謝亦低降，可能因肝臟腫大或紅血球破壞過多之故，如要急救，取得代償，則當用加味露薑飲。

　　加味露薑飲：人參一錢　半夏二錢　草果一錢　生薑二錢　廣皮一錢　青皮醋炒一錢　滴荷葉露三匙

其實此方太輕並不高明，本身體能生存條件已受威脅，杯水車薪，恐怕無濟於事，補中益氣湯，方為中肯。

　　補中益氣湯：黃耆一錢五分　人參一錢　炙甘草一錢　炒白朮一錢　廣皮五分　當歸五分　炙升麻三分　炙柴胡三分　生薑三片

大棗二枚

方雖中肯，藥量太輕，恐怕效果亦不彰，需多服幾帖方能庶幾，目前有西藥西醫，非用大劑一二劑見功，否則病家早已另就高明矣。以上種種均為一般寒熱不退遷延日久之通論，不一定特定為瘧，一般腸傷寒都可見可不見，或見一二條件或三四，多少不論，若乃脈左弦，暮熱早涼，汗解渴飲，少陽瘧偏於熱重者，青蒿鱉甲湯主之。

　　青蒿鱉甲湯：青蒿三錢　知母二錢　桑葉二錢　鱉甲五錢　丹皮
　　二錢　花粉二錢

瘧來前分兩次服，倒是像真正的寒熱往來病矣，近於瘧，仍不一定是瘧，但較以前所述者，更接近瘧之症狀，青蒿知母退煩清熱，桑葉保護血管鎮靜神經，鱉甲中的有機鈣對脾臟腫大效果甚佳，配丹皮，花粉消腫，清理小血管，收效相乘，效果甚大。即使真正瘧疾亦可見效。寒熱往來，若不屬於瘧，亦必為肝、脾、腸中有炎症之故，此方奏效絕響，當非虛傳。瘧疾之脈，偏於弦者原因有二：一為長期寒熱發燒，體中據前所述，具多量水分，不得分利，不拘認為是飲亦好，痰亦好，總含多量水分脈自然無圓湛之意（見金脈短濇之理，如同一轍）：一為血紅素↓，紅血球退化破壞，體力↓，緊張度無異升高，脈不弦急何待。鱉甲是鈣離子結合的蛋白物質，更具穩定神經消除脾腫作用，寒熱往來，如傷寒證者，小柴胡湯主之，其實早就可以用小柴胡、大柴胡加減主治，以上各種情況，溫病之方未必一定奏效，柴胡諸湯亦未必一定敗事，小柴胡湯加減湯，當不失可作為參考，若內躁渴甚，則去半夏之燥，加栝蔞根生津止咳，脈弦遲則寒更重矣（非寒重乃身體更衰弱代謝更↓），故於小柴胡湯內加乾薑，陳皮溫中，又云舌白脘悶，寒起四末，渴喜熱飲，濕蘊之故，名曰濕瘧，厚朴草果湯主之。

　　厚朴草果湯：厚朴一錢五分　草果一錢　杏仁一錢五分　茯苓塊
　　三錢　廣皮一錢

凡瘧無不由於濕者，又多列一個濕瘧名字，疊床架屋，多此一舉矣，處方亦不過如此平平而已，此《溫病條辨》之遠不及《傷寒論》者，因《傷寒論》是作實事求是之論例，該書則書，該略則略，一如韓愈之文起八代之衰也，溫病像在做騈文，塡對作詩，非一定要硬拼湊，拼成四六體或對仗，醫何等事，豈能如此兒戲乎。

第十八節　腸子失常之外觀症候云痢

（86-89）

　　非但將瘧放入濕溫章節中，把痢也放在濕溫中，其原委是以前在夏秋之交，瘧疾、痢疾是一般常見的病，亦即所謂時病。醫時病的稱為時醫，古時候對某種功力較差的醫生通稱「時醫」，即至民國初年，尚有如此稱呼者。痢及瘧雖為時病，但在真正的腸傷寒中，有時亦可以見到，溫病上所述的理由如下：

> 濕溫內蘊，夾雜飲食停滯，氣不得運，血不得行，遂成滯下，俗名痢疾，古稱重證。

　　痢疾不過是大腸病而已，稱不得重證，但變化很多，單由痢疾字，不足以包括溫病所說的濕溫之痢，現在詳細列論之，中醫所謂痢疾實在是凡具有裡急後重（tenesmus）的症象者都屬之。裡急後重雖是痢疾必具之症狀，但非一定為痢疾的獨具症狀，其他疾病也有，中醫將之歸諸於濕，並不盡然，最重要的當然要明白來源及何以致此的機轉，一般西醫所稱的痢疾是志賀氏桿菌引發的志賀氏桿菌性痢疾（Bacillary dysentery），或者阿米巴性的赤痢（amebic dysentery），以原由細菌感染而定其名自然簡單，但就其感染的方式道路及周圍環境來講，就極為複雜，非寥寥幾句可以交待，故云初起腹痛脹者易治，因病方開始，來勢雖猛，病人具有相當抗力，腹痛是腸子蠕動，腹脹是蠕動後積滯發酵，或腸壁發炎，行運不規則，用消炎殺菌者即可，譬如現代的抗生素或者磺胺類藥物（sulfa drugs），都能致效，因為即須將病原體解決，人體功能尚可，便自然恢復，故稱易治，日久不痛，並不脹者，體工反應趨弱，治療兼顧，牽連之處很多故稱難治，脈小弱者易治，脈之所以細小因痛及脹之故而影響神經，呈緊張狀態，故易治。脈實大數者難治，此曠時日久，影響神經之單純期已過，實則影響電解質、代謝，腸中的多肽（polypeptide）不正常，乃成實大洪數，古稱大虛有盛候，反而似實者，當然難治，蓋腸子病連及小腸及肝膽的神經方顯此類之脈，其人必然面色晦暗，

因為影響範圍擴大兼及脊椎及大腦乃使表皮血管亦生變化,其變化又是千頭萬緒,隨症而變,不能一一例舉,蓋所謂痢雖是大腸末端直腸之病,由於直腸痔靜脈直接相連於肝之門靜脈,株連所及非同小可,其所述難治易治等等條件,實在都以此為根據,直腸之疾,表面視之與一般痢疾無異,實則與肝膽中焦無不息息相關,明乎此理,豈但是痢,簡直可以包括肝癌、肝硬化、靜脈壓↑,痔靜脈有問題者,均是稱痢,古人不察其機轉,時代不同,不可厚非,但亦不能一味崇古泥古,更有甚者,骨盆腔中壓力大增,腹部壓力大增,腸子蠕動某一節失常,均可成此種種問題,其真正所謂感染性之痢疾,不過是所述之少之又少一部分而已,一般所謂吃不死的痢疾便屬於此一種,若不飢不思食非一定直腸之病,乃廣延至肝臟、十二指腸,代謝大低↓,可以致死亡,但不知內情,表面上視之,就其症狀可能是痔靜脈鬱血而滯下,而出血,早已非屬痢之境界矣。所以就症論病,極不準確,即使就病論病,也不見得高明,必須知病之所以如何會發作,如何之程序機轉乃生此症象,方克庶幾。此治醫之所以難上加難也,復次就《傷寒論》所述條件,裡衰及表,裡不順者,可能以痢疾方式表示之,表之不順者,可能以瘧之現象表達之,其理由在拙著《傷寒論現代基礎理論及臨床應用》中均述之又述,痢及瘧者簡言之乃裏症表症之變症也,故云先滯後瘧者易治,先瘧後滯者難治,骨盆腔有壓力者難治,骨盆腔無壓力者,則季脇少腹無動氣疝瘕者易治,酒客積熱,肝機能因酒癖而不良↓,難治。老年腸虛積濕及老年人身體衰弱,腸運化因腸血管不良,尤其在結腸與廻腸曲折處,變化甚大,與中年青年人迥然不同,其情形容後再述,難治自不例外,日數十行者傳染病之痢疾,亦即我們所說的真正痢疾,易治。一二行或有或無者乃腸實質解剖上有問題難治,或由於過敏及潰瘍性結腸炎難治。種種條件不同乃生不同症象及治療,乃云:

自利不爽,欲作滯下,腹中拘急,小便短者,四苓合芩芍湯主之。

四苓合芩芍湯:蒼朮二錢 豬苓二錢 茯苓二錢 澤瀉二錢 白芍二錢 黃芩二錢 廣皮一錢五分 厚朴二錢 木香一錢

此種上述症象，非痢疾乃腸子運行不良，由於濕阻，只需分利水分及調節大腸即可濟事，恐其略有炎症，用黃芩、芍藥小小調和即可，稱不得什麼，而且其重點不在結腸及直腸，在於消化道上端及小腸中段，用藥之適中可見一斑，又云：

> 暑溫風寒雜感，寒熱迭作，表證正盛，裏證腹急，腹不知而滯下者，活人敗毒散主之。

> 活人敗毒散：羌活、獨活、茯苓、川芎、枳殼、柴胡、人參、前胡、桔梗各一兩　甘草五錢

> 共為細末，每服二錢。

此方之條件也不是純屬痢之規格，不過古人恆喜強調表裡寒熱虛實者，何也，不知病情，不察病理，只從外觀推論，乃愈變愈煩，反而自縛手腳不能充分施展，古人不得已也，今人仍復如斯，正不知是何居心，抑將以病人為芻狗耶，如此類之方大可不必，是多生枝節者，此方與防風通聖散相比，相差遠矣，無甚意義。滯下已成方能稱為痢，腹脹痛，加減芩芍湯主之：

> 加減芩芍湯：白芍三錢　黃芩二錢　黃連一錢五分　厚朴二錢　煨木香一錢　廣皮二錢

自此方開始方略具治痢之意味，腹之所以脹痛屬炎症者，黃芩黃連抗生消炎之，神經痙攣而痛者白芍、厚朴鎮靜之，腸運動↓者廣皮、木香調節之，方子相當不錯，肛墜者非腸子彈性不良收縮力不夠，乃腸上方壓力過↑，以檳榔破積解除之，恐在施行此程序腹反更痛，加附子一錢五分加速其運行力，呆滯若去，腹痛即間接可止。恐其去滯不夠，加大黃促進動量以消充血，用酒炒以活動微血管，亦即擴張微血管，痛之由，在於不通，故全面通行之藥，自可收效，紅滯則不用附子，而用肉桂一錢五分，肉桂之擴張血管之力倍勝附子，加酒蒸大黃，功用相同，便通爽後即止用，蓋擴張血管之後，反應必為血管收縮，再用之非但不擴張，反更為收縮，此理《傷寒論》中早已論及，

113

當可體會，腸上方有壓力，則壓力之來源多半為積滯，要去其積，如為紅積，知其夾帶瘀血，以歸尾、紅花、桃仁破瘀血，所謂瘀血亦非真正血液滯積於此而不動，不過流量稍慢而已，桃紅歸則已足夠去之，歸尾一錢五分、紅花一錢、桃仁二錢可也。食積者舌濁脈實，加山楂肉一錢五分、神麴二錢、枳殼一錢五分，以去其積，目黃舌白不渴者乃膽汁分利不良，腸子滯動之反饋失常，加茵陳三錢清理黃疸之膽紅素，白通草一錢、滑石一錢，配合平衡水分。此節乃論痢之較為單純之治法。

第十九節　不一定是痢之病數則舉例

（90-99）

一、病例一

直到所謂滯下濕熱內蘊，中焦痞結，神識昏亂的條件，雖然情況相當嚴重，但仍不能稱為痢，不過常下而已。因為痢之為病，從來沒有聽說過，會神識昏亂。假如是腸傷寒卻可以如此，小腸的黏膜有大變化，腸內的多肽（polypeptide）及胺（amine）都有很大的變動，更加上了腸內容的發酵腐化，用瀉心湯是《傷寒論》的良方，治療此症間或有效，但非一定有效。

　　滯下紅白，舌色灰黃，渴不多飲，小溲不利，滑石藿香湯主之。

　　滑石藿香湯：飛滑石三錢　白通草一錢　豬苓二錢　茯苓皮三錢　藿香梗二錢　厚朴二錢　白蔻仁一錢　廣皮一錢

滯下紅白果然是痢疾之重症，但是真正的痢疾應該是一方面消炎，一方面去腸中之積，自古以還都說痢疾無止法，觀今所用的藥只不過略為分利而已，無法消腸壁之炎，故也不是痢疾的正用方，不過是補助方。假如用在腸傷寒上，則效果相當明顯，如今腸傷寒及痢疾已經都有抗生素可以治療，又何必再多講浪費口舌呢？這卻不然，我們可以從他的用藥中知道如何能調節消化道及腸胃，尤其是腸的機轉（mechanism），可因而轉用別處，我們知道藿香梗、白蔻仁、廣皮是芬香化濁劑，對腸胃具積極性的動量上有幫助，而滑石、厚朴是對腸壁具安靜作用，使腸子受刺激部分鎮靜，是靜止性的穩定劑，假如不加白通草、豬茯苓則小腸的分利作用無法完成，這是最基本最重要的作用，較前兩者更為重要，如此則可以相當見效，在中焦篇中吳氏常常如此處方，效果的確是不差。

二、病例二

　　濕溫下痢脫肛，五苓散加寒水石主之，下痢厲害而脫肛，其實痢本就是

稱為裡急後重，後重就要肛門口感覺重墜，本來就有脫肛的趨勢，單講症狀不一定能治愈，要先明瞭病的機轉。直腸至肛門這一段發炎黏膜浮腫，當動能↓，腔道變狹，於是產生了惡性循環，則炎症會↑，腫脹↑，重墜感↑，肛門的阻塞由於黏膜腫脹，更因腫脹而使腸子往下的自然蠕動壓力↑，肛門本已無力下墜，後加上方下來的蠕動壓力，於是脫肛，五苓散加寒石水只能略具幫助，對真正的脫肛，單用此二味藥，恐怕力量不夠，何以見得，我們可以細想，此方治療所考慮的方向及範圍極為狹隘，幫助是可以，治本恐無法解。但是若說不是痢而是腸子有問題的腸傷寒，則可當作在某一段治療以應病變的一種手段過程而已。

久痢陽明不悶，人參石脂湯主之。

人參石脂湯：人參三錢　赤石脂三錢　炮薑二錢　炒白粳米一合
先煮人參，白米炮薑令濃，後調石脂細末和勻，分次服。

此方卻非常有效，其對象是治腸壁黏膜因長期病變病呈衰弱麻痺而不能吸收轉化的現象，用人參、炮薑使之運化轉化，白粳米健脾更具利水作用，赤石脂亦是吸附腸壁劑，但與滑石不同，與石膏更不同，滑石、石膏前面已經詳細表明過，今講赤石脂，它的功用不僅在安撫腸壁膜，更具收斂作用，故滑腸過敏，消化不良性之瀉可止。

三、病例三

自利腹滿，小便清長，脈濡而小，病在太陰，法當溫臟，勿事通腑，加減附子理中湯主之。

加減附子理中湯：白朮三錢　附子二錢　乾薑二錢　茯苓二錢
厚朴二錢

其實此則與前一則之腸子瀉下，根本非痢，亦無炎症情況，但是在久痢久瀉之後，身體衰弱，腸胃消化不良，腸段不得吸收，或竟抗力不夠而導致過敏，乃用附子乾薑興奮心臟血管運動神經，興奮代謝，白朮、茯苓促進吸收，安

定腸胃道的動量,復加厚朴使之情況更為穩定,可以說與痢毫無關係,但是夏天以前衛生條件差,多食生冷瓜菜及不潔之物,也有發現如此症狀,一般稱為急性腸炎者此方也有效。

四、病例四

自利不渴者屬太陰,甚則噦,衝氣逆,急救土敗,附子粳米湯主之。

附子粳米湯:人參三錢　附子二錢　炙甘草二錢　粳米一合　款冬二錢

此非自利不渴屬太陰的問題,乃是心搏力↓,血液流量不夠通暢,由動脈搏動的量與靜脈回流的量比較起來的情況是應該屬動脈搏出＞靜脈回流量。原因是心力不足循環衰弱造成心臟衰竭（cardiac failure）,腹腔本來為靜脈積貯的大本營,在此種情況中,靜脈雖不致於真正發生淤滯,但回流量顯然略為減少,雖然只用略為這二個字,其實腸子腸壁下靜脈毛細血管吸收少而擠出多矣,此等瀉對腸子來講當在其次,對心肺尤其心臟搏出量來講情形嚴重,故須要大量的人參、附子、乾薑以強心,促進靜脈回流的腸子之略瘀可解,當然自利亦止,其所以不渴者非屬腸胃而屬心肺,所以急救土敗,此之謂也。此處白粳米一味最值得注意,雖然我們天天在吃米,但配用人參四逆湯類其力量穩健而宏大,不失為高招也。

五、病例五

瘧邪熱氣內陷,變痢,久延時日,脾胃氣衰,面浮腹膨,裏急肛墜,中虛伏邪,加減小柴胡湯主之。

加減小柴胡湯:柴胡三錢　黃芩二錢　人參一錢　丹皮一錢　炒白芍二錢　炒當歸一錢五分　穀芽一錢五分　山楂一錢五分

吳諺云:瘧變痢疾兩腳筆直,意思假如由瘧而轉為痢疾必然死亡,如果以西

醫觀點來論之，簡直是豈有此理，瘧疾是 malaria，痢疾是 dysentery，志賀氏菌（Shigella）、阿米巴痢、細菌完全不同，瘧疾會變痢疾，無法無天，殊不知各有立場之不同，西醫講的是病而且是傳染病，中醫講的是症，同樣一個病就是病，但病雖相同，症可以千變萬化，假如是一個症，症而再加症，可以萬變萬化，照此種方式治病，西醫也好中醫也好，絕對吃力不討好，現在要從上面這種匪夷所思的條文中，得到結論，更是難上加難，瘧邪熱氣內陷變痢，沒有這種事情，要明瞭真相之前，必須將瘧與痢兩個字取消，然後再可以談談其機轉，《溫病條辨・濕溫篇》所講的多半屬於腸傷寒的病，發熱連綿不停，本為此病的特點，如果傷寒菌迫入膽道而發炎亦有這可能，更因腸黏膜大量脫落而腸壁潰瘍、腸穿孔出血而死亡者也大有人在。這一條一共講起來，久延時日，還有些道理，面浮是久病血液中血漿蛋白起變化，腹膨大是腸子發酵，肝膽鬱血而滯流亦可能是血球破壞太速（同為瘧之一字，也包括在此處所指的瘧中），肝臟腫大，都可能發生此種現象，如今我們可以知道傷寒方較溫病方的力量宏大，處方用柴胡穩定大腦中樞，略事溶血，分流淋巴作用，此舒緩脾臟之急，黃芩鎮靜安胃腸而退熱，人參補其久虛一切衰弱而加重的條件，丹皮調節改善小血管，白芍當歸穩定腸壁，穀芽山楂調節酵素，帶動活力，由瘧而變痢非其真相，實由內臟一切現象反常大亂，腸壁滑腸而來，利用此種條件及方法，我們不必用之以治腸傷寒，或真的痢真的瘧，凡有此種條件，不管是任何疾病都可緩解，則又何樂而不為哉？

六、病例六

春溫內陷，下痢最易厥脫，加減黃連阿膠湯主之。

加減黃連阿膠湯：黃連三錢　阿膠三錢　黃芩二錢　炒生地四錢　生白芍五錢　炙甘草一錢五分

何謂春溫內陷，春天發感染性的熱病與秋天相當多，冬春之交，夏秋之際，天氣變化多端，若純是冬天及夏天反而應付較為單純，而且有許多感染性的疾病如痲疹、水痘、德國麻疹等等小兒科方面的疾病，在春天發作的機

會尤多,患病之後欲使病愈,逐一步步地解決它,則方式有三,第一種就是現代醫學的方法,先須要找出病原體,然後對病原體加以確實的控制,乃立消滅,則病可愈。唯一遺憾的是病原體並不很容易地就可以找到,即使找到了,是否有特別的藥可以控制而殺滅,則又很須要拉長一段時間,或竟毫無辦法,只能對症療法,現今因抗生素及腎上腺皮質酮的濫用愈來愈盛,治療更困難了,即使有些對某抗生素極具敏感性的細菌,經長期使用後,抗生素非但對此無作用,更有發現更可怖、更可笑的細菌,反而要非有這種抗生素不能活下去的趨勢。

第二種乃是用中藥的辦法,先不論由何致病,首須發展病人的抗病力,因抗病力並非由外面加上去的。這一點與西醫的方式迥然不同,是病人身體本身就有,但必須用藥促進之,其促進的手段,一方面當然有些消炎退腫藥,更有代謝促進以期抗體促進法。但是無論如何要達到此目的,肝機能的旺盛方能促進代謝,一般中藥幾乎百分之七十以上都具有對腸胃肝膽機能的促進作用。其所以如此作用的重點是環境的改善,使肝臟機能↑,而對病源的抗力↑,如果下痢,或用藥下瀉不當,則使腸胃機能↓,進而使肝機能大為降低,下痢又使鹽類(electrolyte)產生紊亂,所有酵素的賦活全恃電解質離子的傳遞,中醫稱之為外抗力不夠而內陷,肝機能↓,醣與蛋白質製造力受打擊,下瀉後pH↓酸度↑,血液遲滯,電解質催化力下降,乃至厥冷四肢發冷,脫即昏沉休克,下痢雖可以致此,但能見到此疾者實在非常之少,但是其用藥可以說非常別出心裁,真可稱高手中的高手了。pH↓酸度↑用黃芩、黃連矯正之,連芩更具大力的抗炎作用,因為下痢黃連、黃芩同樣亦可以消炎止瀉,對腸胃蠕動之改正用白芍、炙甘草,對血流中的電解質、醣分的改善,強肝而增加一過性營養用炒生地及阿膠,是嘆為觀止之方。

七、病例七

氣虛下陷,加減補中益氣湯主之。

加減補中益氣湯:人參二錢　黃耆二錢　廣皮一錢　炙甘草一錢

當歸二錢　炒白芍三錢　防風五分　升麻三分

氣虛下陷一般所常見，東垣之補中益氣湯，實乃千古之名方，其機轉並非真正地能升陽舉氣，不過是使平滑肌因神經緊張過程中使之緩解也，此則因黃耆而使平滑肌收縮有力，人參之鎮靜及營養、廣皮辛香、白芍收斂、防風鎮靜腸神經、甘草當歸調節血液而致效，補中益氣湯用處極廣，一般所謂脫肛氣虛下痢、血壓↓用之都具相當效果，不可忽視也。

八、病例八

內虛下陷，熱利下重腹痛，脈左小右大，加味白頭翁湯主之。

加味白頭翁湯：白頭翁三錢　秦皮二錢　黃連二錢　黃柏二錢　白芍二錢　黃芩三錢

講到此地才出現一真正治痢疾之方，連芩柏消炎已經講了多次，自無問題，秦皮清肺又清腸炎腸充血，白頭翁乃治痢之方，白芍止痙攣，當然意思在止痛及止裡急後重，方也平常而已，一般真正治痢之方，遠勝之此方，散見各種名醫醫案中，尤其是張錫純的醫案，與我祖父惲鐵樵的論痢瘧等篇的藥要高明得多。

第二十節 「燥病」的腸胃道情形

（100-102）

　　燥傷胃陰，五汁飲主之，玉竹麥冬湯亦主之。

　　胃內從來不會乾燥，原因是胃中分泌失常具灼熱感，一般老年人在年輕時生活相當艱苦者，至老年恆有斯疾。五汁飲、玉竹麥冬湯調節其胃分泌偶爾有小效。

　　玉竹麥冬湯：玉竹三錢　麥冬三錢　沙參二錢　生甘草一錢

　　脹氣者加生扁豆，氣虛者加人參，自可不言而喻。

　　胃液乾燥外感已淨者牛乳飲主之，牛乳非但具有鈣質以穩定神經，更具乳酪蛋白、乳糖對皮膚具滋潤作用，用食補法則又遠勝藥補法矣。「燥證，氣血兩燔者」無所謂氣血兩燔，究其根底，腸胃不清而已，玉女煎方中之地黃潤其營養，生石膏平其酸度及緩和諸腸中液態神經素（autacoid）的刺激，故稱前述者生地為血，後述生石膏者為氣。明乎其理無須多贅述也。燥實則為濕之相對應條件，若明乎濕，燥不言而喻，我們已將濕講得淋漓盡致了，燥應該不再有什麼問題，燥之重點在〈上焦篇〉，〈中焦篇〉湊合而已。

第三章　下焦篇

第一節　復脈湯方劑變化及演繹之一

（1）

　　在開始寫本書的前兩段中，我們曾將人體比喻為一根中空的管子，只是比較簡單的舉例法，很適合在開頭的時候，俾使有一個明晰的概念。而今在本書的後半段，〈下焦篇〉是本書中最複雜而且也是最重要的一篇。我們若要再下一個比喻，則我們可以將人體比喻作一個做化學實驗的溶液缸，當然缸內中的溶液，不啻要比現在最高深的化學實驗溶液精微上萬倍。何以言之？因為人體全部代謝生存的帶動（甚至可以說所有生物都是如此）全恃流體的流動以維持。流體不一定都是血液，血液乃是普通總稱而已，不談研究方面的物體乃是上千上萬種，大概在臨床方面應該知道的。有較為固體型的紅血球、白血球、血小板及在血液中的抗體，各種神經刺激內分泌，又稱液態神經物質，血漿白蛋白、球蛋白、鹽分、電解質（electrolyte）鈉、鉀、鈣等。這不過是大概而已，可稱微不足道。我們最重要的並不是例舉其名字，而是至少要知道它們之間大概的關係。它們的統合生長是依身體需要而定，甚至結合物亦是依身體各個系統的需要結合而生成新物質。如果我們就物質的名字再賦予新名字，那就是如我們記錄每一場球賽的各種型態，而再加上一個名字，果真如此，則比中央圖書館大一百倍的書庫，恐怕亦沒辦法放這些紀錄單。人體的酵素，單講最先為人知道的就有幾千種，現在幾乎要上萬種，

不知道的想必還有千千萬萬種。用這種研究法來研究，不切實際。在實驗中是要窮究其理，這是可以的，在治療上非但無用，反生更多枝節，前後阻礙，一籌莫展。因為真正在研究室研究此類學問的人，也根本不是很清楚，則其書及論文自然對治療來說，仍有一段距離。若要以一貫之，我們可以說酵素一般真正的統一功用何在呢？應該是應身體需要而產生，產生的方式是由一連串的反饋反應，而行使這類作用的酵素，必須受內分泌控制，由電解質為轉化觸媒而形成、應用、消滅、反饋、再生，如此生生不息。其中以反饋作用是極為重要的一環。假若血液中反饋條件低落，則病勢將愈形嚴重導致死亡。中醫所謂邪入營分及熱入營分有三種，第一種屬於神經性的，在本書〈上焦篇〉已經詳細解說。現在這第二種卻更為重要了，乃生命現象之所依，即是反饋作用。凡糖尿病、尿毒症、惡性瘤腫，大都舌苔鮮紅、舌皮裂折或舌皮剝落，此即所謂邪入營分已久，導致營枯現象，是病的末期，已近垂死現象。因為身體中的各種荷爾蒙、鹽類、酵素、反饋現象漸漸低落，血液中各種成分因之而大亂，無法收拾，是屬於慢性不可逆的，如在前面開始時所講的急性可逆的全然不同，所以〈下焦篇〉即針對此情況而來，但亦不能全部解決。僅只一小部分，雖然只有一小部分，如能切實把握瞭解，也稱不差了，必須詳盡解說，逐條細述：

> 風溫、溫熱、溫疫、溫毒、冬溫，邪在陽明久羈或已下或未下、身熱面赤，口乾舌燥，甚則齒黑唇裂，脈沉實者，仍可下之；脈虛大，手足心熱，甚於手足背者，加減復脈湯主之。

加減復脈湯：炙甘草六錢　乾地黃六錢　生白芍六錢　麥冬五錢不去心　阿膠三錢　麻仁三錢

劇者加甘草至一兩、地黃與白芍各八錢、麥冬七錢，日三夜一服。

風溫、冬溫等等名字實無所謂，不必斤斤計較於此。邪在陽明，意思是發熱很久。大凡長期高熱，腸胃必起變化，胃機能↓，則毫無進食的胃口；腸機能↓，則胃腸內各種酵素均紊亂，消失或低下。一般所謂最原始的幹細

胞（stem cell）在皮膚，在腸中及在骨髓分布很密，仍隨其環境影響不同而產生不同的變化。如果久處於逆境，則首先最容易影響胃腸者乃其黏膜之分泌液和腸中的多肽（polypeptide），如組織胺（histamine）、血清素（serotonin）等等，胃口↓，腸消化↓，口中唾腺的分泌液也變質，則口乾舌燥，甚則齒黑唇裂；血中的成分大變，則身熱面赤；若脈搏沉，一般人還可以體會得到，所謂實即用手緊按之脈搏仍能跳動，且不應手之緊按而有所緩軟衰弱現象即是。如此情況可知腸中有積滯很久，毒素四下，由血流而散布，一切症狀乃是不協調而來。何以知之，因為脈搏尚有力，心臟血管系統尚有所缺損。就另一方面看，電解質及一般酵素蛋白還不致太離譜，故可用消導藥攻下，此即一般中醫所說急下存陰，急下之意，當然明白，存陰之意，即不使以上種種惡象出現。中醫稱之謂存陰，若脈虛大，脈不任按，按之即衰弱或散（其實單論脈，絕不足以濟事，這一點我們已強調過無數次，茲不復贅），亦不能就這一點便下斷語，必須多些參證，方克行事。手足心熱，甚於手足背，中醫常說手足心熱是陰虛，手背足背涼是陽虛，蓋背屬陽，面屬陰也，此理實在不足令人信服，何者？無理可徵，所以要深入探討。一般脊髓神經的興奮現象，在內科方面與腸胃關係極為密切（在拙著《傷寒論之現代基礎理論及臨床應用》及《臨證特殊案件之經過及治驗》兩書中均有詳細說明）因為P物質（substance P）的分泌以腸胃、脊髓及大腦為大宗，病原出於腸胃影響脊髓，再嚴重至影響大腦者，屢見不鮮，尤其是濾過性病毒十之八九都是走這條路線。最明顯的例子，便是小兒麻痺症了，還有中醫所說的痿症。《黃帝內經靈樞・海論》云：「胃為十二經之海」，古之胃實是指全部消化系統的機能及結構之總稱，所以大部分液態神經素在腸胃道、脊髓及大腦具有極大量的分布。若在腸胃道而影響的必是交感神經首當其衝，尤其是近頸椎的交感神經節，由腸中之P物質變質而影響呈興奮狀態，則手心發熱，甚則多汗。若影響下部近骨盆腔的神經，此類的影響非但是P物質的變化，更加上腸中成分在骨盆中的滲透力增加，壓力↑及彌漫↑，則足心發熱而出汗，是則先是交感神經，繼則副交感神經同時交相發動，可知手足心發熱者必屬神

經性的。之所以為神經性，蓋血中成分調節、反饋已大成問題，設非病久，絕無此種現象，所以中醫稱陰虛。手背、腳背涼稱陽虛者，又是另外全然不同的周章了，因為循環衰弱、心搏量不及或竟末梢血管收縮而不夠力量以擴張，則四肢離心臟為遠，乃感覺冷，手足背涼容易解釋，拙著《傷寒論之現代基礎理論及臨床應用》中，講之又講是易事耳。手足心發熱則機轉要複雜深多了。此條吳氏所講的理由，都是大為偏離真正的條件，無非陰陽五行，翻動一陣，不足取也。用加減復脈湯卻是高招，因為湯中的甘草、乾地黃乃對血液成分有調節作用及營養作用；白芍、麥冬豈但清理血液，更可安定腸胃；阿膠、麻仁對血液不協調，不能銜接各種蛋白質的化學鍵具有很大的作用。各種蛋白質使我人能用者必具有蛋白、酵素或醣作連接作用，其連接之化學鍵（chemical bond）都為胜鍵，必須靠酵素為之媒介，而酵素又需電解質的硫、鈣、鋅、鐵等為媒介，麥冬、阿膠對此有強力的幫助。缺乏鈣硫鋅鐵等時，並非用此物補入即可。此類無機物須配合在有機物體中用之方能發生作用，中醫常謂血肉有情，此語甚妙，可當作寫照。此方之總作用可以說是安定神經，每一味藥都有此種作用，我們一點就可以明白，但唯一的缺點是沒有強力的刺激調節作用之劑。加減復脈湯中本有人參，吳氏認為既是「陰虛」當去參桂薑棗，其實倒也未必，如有人參、桂枝，對於血液中的成分及血流條件更可以改善之。因為沉溺於太冷太熱，陰虛陽虛之說反而使用藥大打折扣，實在可嘆。若或人參生薑略帶興奮作用，今則唯恐鎮靜尚猶不及，則將人參改為西洋參，生薑少用一、二片，本有地黃可以制衡，復加白芍、麥冬，相當全備。吳氏再強，豈能勝過張仲景，人家早已為之安排妥當，更無須畫蛇添足。

第二節　復脈湯方劑變化及演繹之二

（2）

> 溫病誤表，津液被劫，心中震震，舌強神昏，宜復脈湯，復其津液，舌上津回則生，汗自出，中無所主者，救逆湯主之。

救逆湯：炙甘草六錢　乾地黃六錢　生白芍六錢　麥冬五錢不去心　阿膠三錢　麻仁三錢　生龍骨四錢　生牡蠣八錢

煎如復脈湯法，脈虛大欲散者，加人參二錢。

　　維持生命最重要的臟器是心及肺，但是要使心肺正常執行任務的調節是在神經，而神經除了局部的心動神經之外，其自律中樞在腦下視丘部位。溫病本是發熱性病，若其人所謂本來陰虛，亦即神經衰弱，或有伏病例如血糖過高等等，如果誤表即誤用發汗藥，發汗不過是結果，汗出之際，必須先使自律神經系統（autonomic nervous system, ANS）大受興奮，若其人陰虛或竟營虛，亦即血液中反饋條件差的人，神經突生極劇烈的反應，即心中震震，舌強神昏。此處的神昏與安宮牛黃丸、至寶丹等的神昏略有差異，蓋前項條件是由局部心臟肺臟自律神經緊張而影響中樞者，與安宮牛黃丸等中樞直接受侵害不同，故用復脈湯應心中震震。所以去麻仁的意思，是麻仁為不飽和脂肪酸，雖然定神遠水已救不得近火，當用鈣作興奮中樞神經及安定局部末梢神經，用則加龍骨、牡蠣。猶力不逮，治其虛脫，再加人參。處方實是頭頭是道，加減有序，高明之至。

第三節　復脈湯方劑變化及演繹之三

（3）

> 溫病耳聾，病係少陰，與柴胡湯者必死，六七日後，宜復脈輩復其精。

吳鞠通學問很好，極喜歡掉書袋，又自己註自己的書，真正等到無法自圓其說的時候，便舉《內經》、《傷寒論》、《金匱》為例，大舉分辨之，這有些像中國人畫畫，不去真正寫生，領悟奇山大川之雄偉，魚鳥蟲花的靈巧，一味從事臨摹，學得最好也超不出古人的範圍，此中國醫學所以進步少而趨沒落良可慨也。據吳氏所述，更無法自圓其說，當另闢新境界而解決之。首先當問溫病為什麼會耳聾，所謂耳聾並非像聾啞啟聰學校學生一般絕對性的聾，不過是不太聽得清楚，或者對外界傳來之音量感音度略弱而已，少陽症的耳聾亦屬同一種類型。此種耳聾的原因實在是由於喉頭先有問題，大概多半是喉頭黏膜發炎而浮腫，或竟是由於緊張，喉頭常呈肌肉收縮而充血，乃至由喉頭的耳咽管亦即歐氏管發生問題，問題多半由於喉頭因以上原因而下沉，喉頭、頭頸的肌肉若下沉或者可以說無力而下垂，我們常可以聽得人的發音，不需要見到此人，就大概可以判定此人的年齡，老者發音蒼老。由於喉頭肌肉的下沉，苦之味覺大都由舌根所接受，故舌根對苦最為敏感，喉頭下沉則舌根自然隨之而下沉，或耳咽管因下沉而緊張，進而易阻塞，舌根因喉頭下沉而感苦。少陽耳聾口苦的原因是如此，一般性的勞苦、熬夜，非但口乾、聲音嘶嗄、抗力↓、喉頭下陷、口苦，耳亦不太聽得清楚，吾人都可以一一指出其原因。尤有甚者，生活不正常、夜生活的人，極易蒼老，在物理生物組織上講，上述的原因已經足夠致此，而蒼老而雞皮鶴髮，先必頭頸，頭項部分肌肉鬆弛。年輕時長得風流瀟灑，兩道劍眉往上斜翹，好不風光，迨至中年則漸漸變平，一到老年成倒掛八字眉者，由於肌肉鬆弛，其發先鬆弛者喉頭在內、項頸在外之肌肉也，此不過是其真正原因之一。更有內分泌之條件，大凡久病，腎上腺素機能枯竭，即 Syles 氏所述之身體抵抗病

毒之末期稱為衰弱期，腎上腺素不過其中較大較為顯著者之一，其他尚有很多神經性內分泌都隨之而衰竭，則耳聾乃非但屬於以上之硬體，更兼具此處所談的軟體問題。神經傳遞遲緩，內分泌↓，心臟血流搏出量↓，頭頸頭腦的營養↓或竟較妥當些，反用中醫的名字比較中肯，上焦得氣之力大衰，像此種情形用柴胡湯不太合拍，此湯本為鎮靜而設，今即為衰弱之象而用鎮靜，似乎不太對路，但反過來也可說代謝、營養雖然衰竭，神經因衰竭之象反呈代償性的虛性興奮亦不無有此可能，誠然則用鎮靜而兼營養之藥，所謂滋陰養血劑，當較柴胡湯之鎮靜疏肝為佳，自然是無問題，但云得小柴胡湯渴而必死，恐有言過其實矣，既然必死，還有什麼六七日以後宜復脈輩復其精呢？復脈湯滋陰定神養血，鎮靜營養神經，自較小柴胡湯高明不少，用復脈湯之理由，絕對準確，自是不誤。

第四節　復脈湯方劑變化及演繹之四

（4-8）

　　勞倦內傷，復感溫病，六七日以外不解者，宜復脈法。

　　問題在勞倦內傷，這需要直接從病人的病歷及詳細的問證方面著手，要遠比單候脈舌，泛泛而論要高明仔細得多（請參看拙著《臨證特殊案件之經過及治驗》）不講用復脈湯而云用復脈法，可知師其意即可，非一定必用死板文字，死熬句下也。因勞倦之恢復，首先須恢復酵素之催化力及內分泌之反饋力，明其理，用任何方劑只要符合原則即可，復脈湯不過其中之一環（拙著《臨證特殊案件之經過及治驗》中述之甚詳）。

　　溫病已汗而不得汗，已下而熱不退，六七日以外，脈尚躁盛者，
　　重與復脈湯。

　　此處之解說強辭奪理，全屬子虛，且用間接法論症，遠不如直接法之明截了當。吳鞠通喜用比較法、間接法，實乃時代使然，不足深怪。目前現代醫學突飛猛進，以目前之條件而觀之，實在太幼稚了。溫病之解釋，遠比傷寒為難，傷寒解說已經不容易了，何況溫病則呈難上加難矣，茲今逐步詳闡之。已汗而不得汗，汗本緊張之後所生鬆弛恢復鎮靜現象之步驟，若汗而不得汗，可知病情在直線上升，並無緩解或甚少毫無緩解之現象。已下而熱不退，下乃減輕發燒代謝↑廢料↑之負擔，無論如何，經過下之後，熱雖不退，總可以稍稍降低些體溫，今仍不退，可知一般的緊張情況依然存在。六七日以外，即病之後，經過一段短時間反生脈搏躁甚，脈搏之所謂躁急，乃是脈跳動快速而無層次及秩序，時速時慢，此乃神經內在性緊張影響心動神經而生動悸，即所謂心搏過速（tachycardia）及心律不整（arrhythmia），非正常心臟有疾。其正用之方當然是復脈湯，此湯並非對心臟而設，真正心臟病無效，但治心動神經或神經性的心動悸確實有效。張仲景用之，吳鞠通從而推廣而用之，亦張仲景之功臣也。

溫病誤用升散，脈結代，甚則脈兩至者，重與復脈，雖有他證，後治之。

心臟之搏動，心肺之條件乃維持生命之棟樑。首先須使之平穩，然後才能顧及其他。否則雖然顧及其他，心肺無力支持，必然惡化而死亡。此所以西醫之點滴（intravenous drip, IV drip）乃為常規（routine）者，內有葡萄糖（glucose）及生理食鹽水（normal saline）拯救體液、穩定循環，兼顧所謂體液之平穩為首要，非無因也。脈之結代屬神經性非瓣膜不全，也非心肌梗塞，故用復脈湯，否則此二種病，復脈湯非但無效，可能敗事。復脈湯能治者為機能性神經性，非結構性解剖性之心肺症狀，此不可不知。

汗下後，口燥咽乾，神倦欲眠，舌赤苔老，與復脈湯。

汗下對血中鹽類、葡萄糖、血漿蛋白均受絕大的變化。汗下並不能真正治病，先前述之旦旦，反而使病更糟，更惡化。《傷寒論》上之方都為救逆而發，可見病人死於醫者十之八九，真正死於病者十之二三，如不懂醫不服藥，遠勝亂投醫亂服藥。孟子云：盡信書，不如無書。所以不懂最好，置之不理，設或體力自然漸漸恢復，較花錢就庸醫，亂治而送命要高明不少。今既經汗下之後，一塌糊塗，水分不平衡、不調節而口乾甚則咽燥，電解質、糖分之失落及消耗，肝機能因瀉而受創，蛋白質↓抗力↓，其人衰弱神倦昏睡。舌赤是邪入營分，苔黃是陰虛積熱，按中醫講是如此，按現代理論講，腸胃動量因下而升高，瀉後因神經先受刺激而後反呈抑制，則舌苔老黃。諸事此類，正當的療法是滋潤以救體液，鎮靜以救內在的緊張，復脈湯如此用來，頭頭是道。

熱邪深入，或在少陰，或在厥陰，均宜復脈湯。

厥陰少陰為古人治病的假設名字，是體力↓之虛性症狀，綜合以上所述亦復如斯，宜復脈湯，但認為溫病無少陽症而用柴胡湯，則期期以為不可，卻也未必，乃是中了陰陽學說之毒，因不懂機轉（mechanism）之過也。其實用柴胡湯又何妨，《傷寒論》中述及柴胡不中與也，乃是腸子動量不夠之時。

動量之所以不夠，一是由於衰弱，二是由於緊張。緊張而強直小柴胡可用。衰弱而致遲緩，小柴胡雖不中乎，復脈湯亦未必高明，倒反而用本書的中焦藥加減還比較合拍，但亦不稱太高明。現今的治法，當然遠勝傷寒及溫病了。我們在此更得到一種啟示，舌苔老黃，不是單憑這句話就可以妄用瀉下的，必須配合其他症狀，甚則其他病歷條件。徒恃脈舌就處方，似乎太孟浪了些。

第五節　某種不能先用復脈湯的條件及理由

（9-10）

> 下後大便溏甚，周十二時，三四行，脈仍數者，未可與復脈湯，一甲煎主之。服一二日，大便不溏者，可與一甲復脈湯。

一甲煎：生牡蠣二兩碾細

煮取三杯，分溫三服。

　　用藥下之理由的目的，前已再三詳述，茲不復多言。下之後，負擔已去，按理當不再瀉下，若仍繼續大便甚溏，即稀薄之意，十二時中瀉之四次，可見瀉後產生不良的副作用，其原因為：

一、此人本來身體消化機能不良，平常時不用藥亦便溏，代謝本來低落，其受感染，應該先興奮代謝以抗冷，即所謂用風藥表藥，或者滲濕藥。誤用瀉下藥，尤其水分不調節濕重的人，常生此類變症。

二、此人本來心臟循環肺活量就小，一般女子或者古時所謂的文弱書生，身體運動量不足，心肺循環納氧量均低下。此類人面色㿠白，身材較為纖長，現今稱之為肌肉無力型（myasthenic type），其內臟腸胃有下垂傾向（gastro visceral ptosis），其神經特別過敏，舌質常絳紅，夜裡常失眠，如果經下瀉，則積去而瀉不止，或竟裡急後重，下利脫肛，此種條件是一般最多見的。

三、此人本有心肺的宿病，或者肺氣腫，或心臟瓣膜不全，或心臟肥大，則瀉下利不止，可以死亡。

　　設或其大便之溏是屬於整體的系統，例如前面我們所講的第三類用復脈湯重用人參、附子以應急，方法不稱太高明，較用四君子湯加人參、附子要差多了，但還不致於太離譜。無奈此種第三類情況極為少見，除非碰到愚不可及催命判官型的醫生之外，大概不致於發生。多見為第一種與第二種情況，

乃非純整體性而是局部性加上整體條件，則更助長這種現象的發生。復脈湯對濕困無益，或竟反而利更不止。第一種情況，當用滲濕健脾藥，復脈湯對體質無力型的病人，雖有神經緊張的有利前置條件，但總究勝不過腸胃無力，下陷而脫肛，故亦無多大幫忙。利既不止，神經無法安定，若用〈中焦篇〉的健脾滲濕藥，固然亦可以，但本篇之病人都屬病很久，成油乾燈盡之衰弱將崩潰前候，滲濕藥是需要病人略具自身能恢復的條件的，如今下而神經緊張，故也不一定是妙招。滲濕健脾本是間接止瀉法，如今病人已經轉屬不能吸收之外，呈更進一步的所謂滑脫現象。牡蠣既能收斂又能鎮靜神經，且用量大，可稱絕妙之藥，單味獨用，處方藝術之高，至此已發揮得淋漓盡致。待溏瀉停止之後，我們得重新考慮病人身體的條件了。所謂油乾燈盡，實在已經無法自己本能恢復，須用強烈鎮靜清補之劑，以鎮靜神經安撫心肺，則復脈湯是很合適的方劑。

　　一甲復脈湯：炙甘草六錢　乾地黃六錢　生白芍六錢　麥冬五錢不去心　阿膠三錢　牡蠣一兩

　　麻仁可導致滑腸故而去之，牡蠣自屬必加之主藥。復次下焦溫病但大便溏者即與一甲復脈湯，此條的情形較前述者為輕，同於前述之恢復後的第二步。

第六節　不眠的病情與用藥的機轉

（11）

少陰溫病，真陰欲絕，壯火復熾，心中煩，不得臥者，黃連阿膠湯主之。

黃連阿膠湯：黃連四錢　黃芩一錢　阿膠三錢　白芍一錢　雞子黃二枚

　　任何刺激及緊張壓力（stress），在神經內分泌方面來講，都使細胞變性，但是細胞有能力自行漸漸恢復，假如慢性長期性的緊張，如久病、心神抑鬱、環境不良都能形成，則該細胞即無法自行性恢復，於是本來可以使之接受刺激的內分泌（endocrine），例如兒茶酚胺（catecholamine）中的腎上腺素（epinephrine）或正腎上腺素（norepinephrine）等刺激而興奮的細胞，反而因此受抑制，發病、發熱時久，內分泌的反饋作用如上所述，全部潰離，該興奮者反成抑制，中醫以為此乃其真陰欲竭，壯火復熾者，因保護抗力的種種藩籬，全部崩潰，體工本來可抑制病毒及恢復病體的能力全部下降，炎症過敏一連串相繼而發，心中煩不得臥，腦中缺氧，一般賀爾蒙反韻的中樞失常，受害最深者，是海馬迴區，故而煩不得臥，此表面上觀之與其真實情形完全相反，表面觀似興奮，實則是抑制性的虛性興奮，要解決此種危殆現象則非用 Ca^{2+} 不可，因是可鎮定腦神經，其手段首先使腦神經強壯，興奮中樞，然後產生鎮靜的效果，但是用一般的礦物鈣無效，中醫使人增加鈣離子，都用膠質可奏效絕響，此阿膠之所以用也。雞子黃含有機蛋白，更富有硫質，硫為細胞中增加抗原氧化劑如維他命（vitamin）A、E 及硒（selenium），除此之外，以上維他命 A 及 E，都須由外界補充，唯有硒可以自己產生，為硫基胺基酸（sulfhydryl group amino acid）之重要成分，是其構成所不可缺之物質，故雞子黃可以大力穩定神經，尤其在喉頭發生痙攣或者甲狀腺及副甲狀腺有問題時之妙劑，喉頭之緊張解除可使 stress 的程度解決了一半以上，再

加黃連重用，黃芩黃柏之消炎，所謂壯火復熾，更亦有鎮靜之作用，如此互相配合方克使舒緩枯竭之危候，轉危為安，其機轉絕非如吳氏所述如此簡單也，以後有機會當更補述之，其他不寐之病甚多，未能一一舉例，但有必要擇其要者解說之。

一、內經有半夏湯，藥味則半夏一味，不過略事興奮副交感神經，稍去痰液，維持氣液通利及不使交感神經過度興奮或可入睡，藥味平純，藥效自然不靈。

二、張仲景的酸棗仁湯為酸棗仁、知母、茯苓、川芎、甘草。以酸棗仁為主藥，此藥是強烈鎮靜中樞神經劑，與巴比妥（Barbital）略具相同的功效，惟醒後會感覺眼花頭暈、精神不振的現象，與西藥巴比妥幾乎一致，知母、川芎鎮靜略退大腦之充血，茯苓、甘草調節水分及電解質，那就比《內經》的半夏湯不知要進步多少了。

三、本事方的鱉甲丸為鱉甲、棗仁、羌活、牛膝、五味子、人參、黃耆，則較張仲景的酸棗仁湯更為進步及應用廣泛，其藥理作用尤其高深，酸棗仁鎮靜大腦，羌活、牛膝、五味子鎮靜由大腦而直至脊髓，但不眠無不由於虛，亦即所謂神經反射反饋條件低下，一如前述的理由，乃用人參及黃耆補氣提升之，所謂膽虛不寐之真相，非在膽虛實，而是神經細胞多刺激期較長，stress 無法自己恢復，內分泌反不興奮而成抑制性神經衰弱，此方首要治療大腦神經及脊髓自律神經。

四、痰熱不眠，集驗方有溫膽湯為橘紅、半夏、茯苓、甘草、枳實、竹茹。

五、振悸不眠為半夏、陳皮、甘草、芡實、茯苓、竹茹。

　　此四及五二劑，對中樞神經治療幾乎很少顧及，對腹腔自律神經的治療頗為著重，但其手法是不直接治療在神經上，而是先對腸胃道、電解質加以改善，則腦內所含各種神經激素不致於血行入腦而使海馬迴受刺激，此種方法較前述一到三項自然亦簡捷而高明不少，但若腦中樞情況最重，則只能作配副，不能獨當一面。

六、虛勞不寐用棗仁二兩碾末同半夏二合煮糜，入地黃汁一合再煮。此三藥力量本來不大，若以大量煮糜後加六一散、牛黃，則六一散清理腸、利水分，散所謂中焦之濕熱，牛黃強心安神健腦，其力量非同小可。所謂總不出安胃和中，俾陽明之氣順，則陰陽之道路可通矣。此語，若不知現代醫學，不明何以致失眠之理，讀之不啻入五里霧，莫明其所以矣。

第七節　久熱的退熱並不簡單

（12）

夜熱早涼，熱退無汗，熱自陰來者，青蒿鱉甲湯主之。

青蒿鱉甲湯：青蒿二錢　鱉甲五錢　細生地四錢　知母二錢　丹皮三錢

所謂夜熱早涼之病多半屬於邪或熱入營分之病，到底其真相如何，用今或古法詮註一二句話，便可草草了事，但是仍無法令人瞭解，所謂陰分營分者，血液及血漿蛋白中的成分仍有所變化，我們先從最明顯最簡單的部分開始解釋，也許將反易於明瞭，血液中人人知道的便是紅血球，紅血球的外膜帶氧力、代謝及其生存有莫大的關係，其膜上的涎酸（sialic acid）具醣類（saccharide）的結構，是帶負電荷的，任何血液中網狀內皮系統（reticuloendothelial system, RES）、白血球、淋巴球幾乎都由幹細胞（stem cell）轉化而來。幹細胞在骨髓中變成多種白血球，其存在方式是附在骨髓中的脂肪細胞（fat cell）上的。年老骨髓中的脂肪細胞增加，幹細胞附著的部位本由脂肪細胞互相隔離，如今脂肪細胞大增，幹細胞漸漸失卻所附著的部位（stem portion），它們互相之間之負電荷由涎酸生成者，因上述條件負電荷漸漸消失，幹細胞間隙亦逐步死亡而數目大降，則由骨髓釋放出來的血球，此種血球不是變質便是衰老，不堪任用，此老年人之容易得病，抗體下降，原因之一也。

以上論調與夜熱早涼有何關係呢？重要的關鍵，在於反饋作用的條件，無法反饋剛才所說的幹細胞及骨髓中的情形，與在腸中的情形頗為相似，在小腸絨毛的絨毛隱窩（crypt of villi）中多含之，腸子條件改變則幹細胞亦改變而成過敏狀態。在黃昏肝機能下降，繼則抗力下降，甚則低到不能應付腸中局部的變化，故而發熱，迨至天明腎上腺素分泌高張時，略能幫助，使熱度退卻，因身體抗力、代謝力均不夠，人體皮膚上的幹細胞本與腸及骨髓均

有前後呼應的關係，則早晨感覺涼意深深，諸 RES、紅血球均以肝臟為其總調節，鱉甲對肝臟的收縮、內分泌是有調節作用，其內分泌對紅血球、血紅素，尤其是紅血球的破壞及更新，均有密切的關係，可參考高深的醫學生化書籍，其例枚不勝舉，亦不復贅。鱉甲含鈣質，凡鈣均能興奮神經使之穩定。神經內分泌反饋不良，尤其屬於 RES 及血液者，自屬首當考慮用鱉甲之故。在此青蒿與柴胡作用幾乎相似，但其力較柴胡為緩，在病情深重反饋失常條件下，緩緩圖之，較峻烈一擊，遠為高明！故在〈下焦篇〉中都是用此種方法。加生地稀釋血液濃度，鎮靜而增加營養，尤其帶亞鐵離子（Fe^{2+}），對血液、血紅素，間接對醣及 O_2 代謝均有改善，配合知母消腫退熱，丹皮之對微小血管內膜之修護，方子確實靈妙，更能在如此環境下漸漸反敗為勝，手段溫和，更在其平凡中見其不平凡者厥為幹細胞的趨化作用，極化作用者亦即趨化作用之一部分也，凡細胞壞死，死亡者從組織脫落，由大量噬細胞將之吞噬，若極化作用↓，則從組織中脫落者都由白血球與之結合生趨化作用。人體中代謝大本營固然在肝，代謝最頻繁地區為骨髓，多半從事於分化亦即將幹細胞分化成各種血球及 RES，還有在腸子，幹細胞在隱窩助長其吸收及分泌，最後在皮膚，促進角化層脫落，表皮層細胞之再生，故幹細胞之重要條件，恆在此之處，可以回想《傷寒論》及古人所說風寒邪之起也由表漸傳入裡，所中皮膚（太陽）內傳腸胃（陽明）末傳入骨髓（少陰），傳染病傳染之方式固以溫病之說法較為合理，但內對抗病毒之條件，以及人體生抗力，免疫力之方式仍以《傷寒論》、《內經》為宗主，似可不言而明，尤其在血液中幹細胞更將趨化所有的碎片，或竟微量毒性物清理之，其作用反觀外界亦即微環境（microenviroment）之條件而決定矣，今暫止於此，容後再述。

第八節　末傳的危險症候如何處理及其理由（六例）

（13-18）

熱邪深入下焦，脈沈數，舌乾齒黑，手指但覺蠕動，急防痙厥，二甲復脈湯主之。

二甲復脈湯：炙甘草六錢　乾地黃六錢　生白芍六錢　麥冬五錢不去心　阿膠三錢　麻仁三錢　生牡蠣五錢　生鱉甲八錢

熱邪深入下焦是一種假設的名詞，蓋熱發之已久，無法治愈，按溫病三焦學說，相傳之慣例，一如《傷寒論》相傳之慣例論調先上次中末下，在下焦則病發已久，久不愈，生理反饋條件、蛋白質配合作用全部大亂，血液RES、各種血球之廢物、碎片、雜質、代謝的毒素，在血液中雜亂無章，尤有甚者此時神經賀爾蒙（neuroendocrine）之分泌至接受器（receptor）上，非但不生應生之作用，反生負面作用，例如腺上腎素賀爾蒙（catecholamine）本有發揮興奮神經作用兼及血管之調節，今已反成抑制妨礙血管之調節，內分泌漸漸枯竭乃至舌乾齒黑，手指蠕動急防痙厥，神經刺激之失常，由於內分泌反饋之失常最大原因是發熱過久，發熱本為促進代謝以抗病，幹細胞分布於代謝進行最頻繁之處，如皮膚、腸子及骨髓前均已詳盡細述，因受外界發熱已久，條件諸變動而牽及神經，不止在中樞更在末梢，故《傷寒論》之最精彩處在〈太陽篇〉，《溫病條辨》最精彩處在〈下焦篇〉，〈下焦篇〉恰可補充《傷寒論》之後半部不足處，實在真正難得，惜世人知之者少耳。其手指蠕動痙厥均已成末傳危候，惟一方式是用鈣離子強壯安定神經，鈣更具退熱作用而配合加減復脈湯，此處不可用復脈湯原方者，當去其興奮代謝之人參、薑、桂、棗，再用牡蠣、鱉甲等鈣劑是消腫消炎鎮定強壯作用，數方面多種管道齊下，以期背城一戰，吳鞠通之不同凡響也！吳氏精彩之處在於臨危授命絕不相卻，例如《內經》、《傷寒論》述及某某條件者死，這也死、那也死，可見是毫無辦法，或者當時醫學醫藥未進步到吳氏當時的條件，但

吳氏書中極少會某某者死、某某必死,都是想盡辦法救其逆,處方相當高呢!他閣下唯一短處就是想像力太豐富,喜歡亂蓋亂比劃一通,使人不明所以,良可慨也。假如他平鋪直敘,不要自己亂註解自己的書,其成就雖不及張仲景,但除張仲景之外,真可以不作第二人想,亦非過盛其辭也!更有一可取之處就是就症論症,以自己說法,別出心裁,創造力、想像力之豐富似更勝仲景,他很少引證何人之言、何人之方、某某云如何、某之方如何,快人快事,於我心有戚戚焉。

下焦溫病,熱深厥甚,脈細促,心中憺憺大動,甚則心中痛者,三甲復脈湯主之。

三甲復脈湯:炙甘草六錢　乾地黃六錢　生白芍六錢　麥冬五錢不去心　阿膠三錢　麻仁三錢　生牡蠣五錢　生鱉甲八錢　生龜板一兩

牡蠣、鱉甲、龜板均為鈣劑,中醫稱之可潛陽滋陰,配合復脈湯之養陰救心治危候,重要之端在前節中已詳細提及,但症候之變並不限制於一種、二種可至於無限多種,我們假如將原則性的總變動略為研究,便可知用一定的成方不能見效,用加減方更須實地有心得及經驗,更重要者是知其所以,不生那變化而生此變化之理由及機轉,方為高著,如此則任其變化,無不瞭然如在掌中。熱深厥甚已至末期,衰亡之途,前一節所論論及神經病變,此節則病情更為險惡。心中憺憺大動者甚則心中痛者是心跳過速(tachycardia)之極也,此時 K^+ 及 Ca^{2+} 對心臟之搏動、神經衝動之傳遞及心跳之穩定度均大受變化,處理此病當然以加減復脈湯為主,先穩定心跳再能論及其他條件,用牡蠣、鱉甲之滋陰潛陽,一方面在中樞,一方面在末梢鈣離子與蛋白配合,龜板則中樞腦及心臟鎮靜更強於牡蠣、鱉甲,如此方才勉強穩定復脈湯之效果,單用復脈湯恐不濟也!

既厥且喊,脈細而勁,小定風珠主之。

所有疾病,尤其是發熱、發燒之病,最後的末傳,無不由於心肺衰竭而

死亡，心肺之所以衰竭一則以久病發熱而不勝負荷，這不過是粗淺的想法，實則是以前節所論血液成分中變化逆轉，一切代謝大亂，心搏力因之轉衰，肺活量由此而低下，表面上觀是心肺之問題，實則就整體講是酵素轉化、蛋白、內分泌和細胞膜均生潰離而不合拍的現象，心之衰竭因並不在於動脈之搏出，反而在乎是靜脈的回流，靜脈回流下降，動脈無由搏出乃至休克而死亡。靜脈的大本營在腹腔，腹腔水分之轉變在腹膜，代謝之盛衰是肝臟，四肢既厥而冰冷且噦，呃逆連連，中醫常講久病之呃是腎敗必死，致呃之理卻極為複雜，並非腎敗兩字，就可草草了事。假如靜脈回流下降則腹腔鬱血上升，肝臟鬱量上升，如果仍能反饋，賀爾蒙勉強還可以代償，鬱血則甚至血管發生痙攣，尤其是胃及十二指腸處的血管可由靜脈鬱血而怒張。假如是肝門靜脈鬱血，更造成腹部腹膜利水不良則生腹水，肝門靜脈壓高張可促食道靜脈鬱血而怒張，則間接影響了橫膈膜的膈神經乃至呃逆，按例已經是死症，但是吳氏仍能出方以冀萬一。

小定風珠：雞子黃一枚生用　真阿膠二錢　生龜板六錢　童便一杯　淡菜三錢

雞子黃中有硫鍵是前述硫基鍵必需之物，且對喉頭及甲狀腺均有鎮靜安撫作用，如此則間接對心肺有幫助。紅血球、血紅蛋白之衰敗是久病必然的條件，且心臟之跳動穩定方能轉危為安，中醫不用鈣劑而用膠質之劑，蓋膠中有多量蛋白質含鈣，與其他鈣劑又有不同，阿膠正為此用。童便向為他人所笑，尤其西醫更為大笑，認為人之排泄物乃廢料，既臭且髒，極不衛生，只是表面看法，我曾看過西醫因為濫用抗生素，使腸內菌落（bacteria flora）全部消滅則病人無法生存，而有灌以健康人新鮮的大便，以補充其菌落（事見外科診斷），此與童便意思也相差不遠，但灌大便卻更不衛生，更髒於小便而其理論遠較童便為淺，所見亦較童便為差，茲當詳論，蓋動物之排泄，中醫用者多矣，先前幾節早已述及。童便主要之意思與前述的意思相同，更有甚者，取其內中所含之氮化物（NH_3）可以輕度地、緩和地、慢慢地使腹腔內血管漸漸擴張，而漸漸由腹腔內的血管擴張起而至皮下的小血管，因是

非常和緩而輕軟，在末傳重病不得不如此用之，此與用酒及檳榔強烈立刻擴張不同，末傳久病用強烈之藥必然敗事，蓋血管已衰敗、脆鬆不堪強行峻烈手段矣。淡菜本是海中的動物，凡海中動物恆富含碘、磷的高脂蛋白質，既能保護血管又能增加抗體、強壯身體，即所謂海鮮是也！有人不能食多其高蛋白而發生過敏也，但有人食之反身體更為健康，γ球蛋白（γ-globulin）↑，膽固醇（cholesterol）↑是強壯身體的，物必各有利弊。若乃肝病、糖尿病或腎臟病膽固醇↓者是末期死症了。

此方之複合用處，先擴張腹腔內靜脈血管，龜板、雞子黃鎮靜中樞神經，阿膠調節血漿蛋白↓，淡菜增加抗力，童便使腹腔血管緩緩擴張，如此則刺激降低，或可苟延殘喘，若其幸運或能敗部復活。

熱邪久羈，吸爍真陰，或因誤表，或因妄攻，神倦瘛瘲，脈氣虛弱，舌絳苔少，時時欲脫者，大定風珠主之。

大定風珠：生白芍六錢　阿膠二錢　生龜板四錢　乾地黃六錢　麻仁二錢　五味子二錢　生牡蠣四錢　麥冬六錢連心　炙甘草四錢　雞子黃二枚生　鱉甲四錢生

喘加人參，自汗者加龍骨、人參、小麥，悸者加茯神、人參、小麥。

除反饋之功全廢，血中廢料大增，如糖尿病血糖太多無法反饋使之清理，尿毒症之尿素大增，腦中風（cerebrovascular accident, CVA）後之水分失調均可見無苔純絳之舌，中醫稱邪入營分血分是指急性病症而言，屬精神性、日常生活性，當可用犀角、地黃等方扭轉逆境；中醫稱慢性病因成上述現象，即若我人天天所講的情形稱吸爍真陰，已至末傳則與邪入營分有相當大的差別，乃用大定風珠，其主藥仍為雞子黃加鱉甲、龜板、牡蠣之三甲作滋陰潛陽，五味子、麥冬穩定心腦神經並調節血中養分，炙甘草穩定心搏跳動，阿膠補血漿蛋白之不足或促其作適當之化學鍵結合，麻仁含不飽和脂肪酸，對心臟衰弱呈緊張現象後所釋出之腎上腺素，此物可使脂肪分解成游離脂肪酸（free fatty acid, FFA），則大量氧化（oxidation）心肌細胞膜，於是焉心肌死

亡而病人隨之死亡其最快之法莫如用不飽和脂肪酸，此物能吸收結合 FFA，不使之為害，多含於植物性脂肪中，麻仁所含特多，雖是量微，但合併應用，氣勢不凡，以作為急救心臟而用，心臟定則肺氣可持續，神志得血得 O_2 乃可清醒，用處方較小定風珠應用範圍更廣。

　　壯火尚盛者，不得用定風珠復脈。邪少虛多者不得用黃連阿膠湯。
　　陰虛欲痙者不得用青蒿鱉甲湯。

　　這都未必，端視當時條件及醫生醫病的功夫而定，與上條件相反時，我專用之多矣，從未發生任何變故，即有變故責諸自己醫術不精，不能審察病之機轉及傳變，與藥無關也。國人泥於藥，有時實乃捨本逐末之論，病且不懂，何來藥治之。

　　因痙厥神昏，舌短，煩燥，手少陰證未罷者，先與牛黃紫雪輩，
　　開竅搜邪，再與復脈湯存陰，三甲潛陽，臨證細參，勿致倒亂。

　　這一點倒是非常重要，蓋病有進出，藥方有先後，凡末傳危症，神昏痙厥最為可怖，命在旦夕，因心臟搏動機能下降，神志皆潰是腦中缺 O_2、醣，臨命之凶候，指揮全身調節的腦發生問題，支持全身循環運行之心發生問題，似乎無法生存，而心之與腦本有極大的連帶關係，在西醫之診斷上，我人也屢見不鮮，尤其在嬰兒腦內層，即內囊（internal capsule）及下視丘有病者，恆先顯心臟無由地漸漸肥大，待至真相漸明，已援救不及，即使真相已束手無策，徒呼喚喚，牛黃紫雪先急救之是吳氏一貫之法，有時有效，偶而亦無效，非藥之過，病情審定不確也，復次俟心腦神志得暫時清楚，當竭力維護其心跳頻率，則在吳氏時代當然含復脈，別無他法，心律漸漸調節，即見腦中缺 O_2 之煩燥以及內分泌反饋↓，乃用三甲之鈣磷等有機礦物質促進酵素（enzyme）之媒介，漸漸使之轉危為安也。

第九節　末傳危候較為特別的變化（三例）

（19-21）

> 邪氣久羈，肌膚甲錯，或因下後邪欲潰，或因存陰得液蒸汗，正氣已虛，不能即出，陰陽互爭而戰者，欲作戰汗也，復脈湯熱飲之。虛盛者加人參，肌肉尚盛者，但令靜勿妄動也。

此實真正良心言語，與張仲景《傷寒論》中的出戰汗相合，其詳細論述及理由在拙著《傷寒論之現代基礎理論及臨床應用》中，茲不復贅述，中國醫籍每喜重覆，實乃各自為政，且所見者少，談來談去總不出此範圍，此乃時代使然，無可深責也。在 William Boyd 的病理學研究中曾述及一女子生癌，全身蔓延，例無生還，各種方法均用之，絲毫無效，只能存之不醫，等死而已，不料某天突然寒熱大發，渾身驚戰，戰汗大出如泉，以後一切癌細胞（cancer cell）全部消失，此也一奇事，中外一律相映成趣。

> 時欲漱口不欲嚥，大便黑而易者，有瘀血也，犀角地黃湯主之。

犀角地黃湯：乾地黃一兩　生白芍三錢　丹皮三錢　犀角三錢

此條本不應該置於溫病末傳病中，但因為是經過長期發熱而呈此種情況，則置於此也不相互矛盾就是。眾人皆知大便黑色是胃腸出血，部位在上消化道如胃或十二指腸，至多只到小腸，所出的血由消化道分泌液轉化的化學作用乃至成柏油狀的黏黑色，否則便血應是紅的，但是如果上消化道大量出血，瀑瀉而下，則消化酵素、分泌液，無論如何也來不及將之轉成黑色，當然仍有一塊塊的暗紅色血液或血塊，立刻可辨，總之讀書應讀思考活化，不可死熬句下，古今中外一律，否則不配讀書。由於此，我們可以知道此病是消化道，尤其是在胃及十二指腸處出血，其出血量屬漸漸溶出（oozing），假如說在胃，不如說是在胃出血口後及十二指腸，何也？因胃出血大都是吐血而不致於下血，又因為胃的症狀特別明顯，稍有不適，反應強烈，這我自以前已經講過，單是知其出血，不要說是醫生，就是現代一般醫藥常識較為豐富

的人都可以知道，其難之處在如何與其症狀相配合，必須不嫌其煩而詳述之，因為先由熱病拖延日久乃至消化道出血，其嚴重性自非屬一般平時的慢性病，如十二指腸慢性潰瘍等可比，故而列入末傳危候似無不妥，十二指腸處動量最大，上可因動量影響胃分泌消化酵素，更可立即地促進肝膽道分泌膽汁、胰臟分泌胰液互為反饋胃泌激素（gastrin）、腸激酶（enterokinase）等保持健康正常。長期發熱，胃腸機能大受影響，根本可以說毫無胃口，即使一般重要的慢性病，如全身性紅斑狼瘡（systemic lupus erythematosus, SLE）、癌症等等均使病人毫無胃口，不想進食，其更進深一層的因素是非但分泌↓、消化↓，因內分泌的反饋失常，腦中的進食中樞沒有胃泌激素的刺激，則胃口絕對↓，更因分泌之反饋在胃者更可促進口腔中唾腺的分泌，今則當然唾腺分泌亦完全↓，故乃感覺口極渴，想嗽水而解除口腔的舌質上的黏膜的分泌不正常而引起的乾燥，但因胃腸的鬱滯（stasis），胃擴張，胃口下降，腸蠕動不良，十二指腸因長期 stress 已經出血，動量↓乃呈全面飽脹堵塞現象，實在無法將水嚥下胃中去，否則會感覺更難受，故但喜漱水而不喜飲水，大便黑人人知道，但有一妙處想非人人知道，凡血液之消化廢物對腸子有滑潤作用，故而吃豬血，或者市面上的豬血糕反而可以滑潤大腸，使之緩和地通暢，如今大便反而通者是病人自己出血之結果，與吃豬血糕相似也，發熱而呈血症與純血症不同，須用既能退熱清理又能止血之方，則非犀角地黃湯莫屬，且鎮靜中樞性之緊張 stress，十二指腸、內臟出血，中樞無有不緊張者，犀角地黃湯一方而數治，此非一般藥之所能及。

> 少腹堅滿，小便自利，夜熱晝涼，大便閉，脈沈實者，蓄血也。桃仁承氣湯主之，……若閉結太甚，……則非抵當湯不可，然不可輕用，不得不備一方手。

桃仁承氣湯：大黃五錢　芒硝二錢　桃仁三錢　當歸三錢　芍藥三錢　丹皮三錢

抵當湯：大黃五錢　虻蟲二十枚炙乾為末　桃仁五錢　水蛭五分炙乾為末

少腹堅滿，小便自利，以前中醫根據張仲景的講法，太陽熱結膀胱，可謂不甚合理，若果膀胱熱結亦好，蓄血亦好，豈有小便自利的道理，可見完全不通，但少腹堅滿則又作何講呢？實則此少腹之堅滿是在恥骨弓上，臍以下堅硬，其象是從結腸的乙狀結腸至直腸處，大便的水分經大腸的吸收，蓋在此處所有進食之物早已成廢料，等待排出體外，其唯一的作用是吸收些水分，若廢料在內停滯愈久則水分吸收愈多，變成非常乾燥難以排出，三承氣湯的意思是急速將其瀉出，一來減輕負擔，二來排除毒素，三來間接興奮肝臟代謝↑，但是有一點，如果此上面所講的，再複雜一些牽連到乙狀結腸至直腸段由膨脹而乾閉，極硬使腸黏膜因之破裂而略為出血，或者牽連到脊髓神經受到波及，大多數是屬內毒素及腸內的 P 物質產生變化時，我們很清楚地知道，神經的反應該是屬副交感神經的範圍，白天至少神經在任何重病損害下總比晚上對身體的調節高，因為病人仍自醒著，有自我感，大腦多少還能對身體的調節有些幫助，一到晚上神經興奮↓、調節↓、肝機能↓，副交感更興奮腸內容素雜質出來↑，則夜熱晝涼，大便秘，脈沉實，脈所以沉因副交感神經在薦尾骨處受壓而興奮，沉而實證明心臟的搏動力相當可以，乃用桃仁承氣湯，其實此湯並非一定對前面的腸子而言，更對後面的脊髓神經而言，所謂桃仁、丹皮、紅花活血，原因不過如此，所謂瘀血亦非真正的血流栓塞，故略為推動，可奏全功。當歸、白芍配合針對骨盆神經及骨盆腔血流而用，丹皮、桃仁上面已述及，大黃、芒硝去其乾閉，故與三承氣湯略有不同乃至大不相同，非深思明辨，走馬看花，無法得其玄奧，若仍不行則用抵當湯，其中的水蛭為真正溶血大劑，不可輕用，故用量絕少，蛇蟲之力就差多了，可以大用之，配大黃、桃仁而瀉下，此病不傳末期危候而配於此者，情形特殊，或者病情外表觀之非常險惡，非真正險惡也。

第十節　末傳危險下脫的症候、機轉及治療、治則

（22-26）

溫病脈法當數，今反不數而濡小者，熱撤裡虛也。裡虛下痢稀水或便膿血者，桃花湯主之。

桃花湯：赤石脂一兩　半整用煎，半為細末調　炮薑五錢　白粳米二合

水八杯，煮取三杯，去渣，入石脂末一錢五分，分三次服。若一服愈，餘勿服。虛甚者加人參。

　　凡發熱而脈不數者，只有如此二個條件，假如發熱而出汗則脈會數，但不致於太高，《傷寒論》上有明文規定，出汗在疏洩體溫，發熱之 stress 也由出汗而降低，這不能算數，因為脈雖不緊張，數仍是快數的，發熱溫度假如節節上升，應候到副交感神經的迷走神經，熱愈高脈愈遲，迷走神經抑制心動神經。大凡腦中有病，此種情形常見，是相當可怕的危險症候，部分也是由於革蘭氏陰性菌（Gram-negative bacteria），此類細菌大都在人體比較髒的地方，譬如像所指下焦、骨盆腔等，一般尤其吃葷腥、肉類等多的人，腸中的革蘭氏陰性菌較多，它們含的內毒素（endotoxin）可致使人產生高熱，結果影響延腦、脈搏，不會數可能反變遲。若用病來講，西醫所說的真正的腸傷寒（typhoid fever），便是屬於這一類。另外一個條件便是發熱而致瀉，瀉的機轉大都是腸子內含物發酵或者濕困，腸黏膜由吸收↓而分泌↑，腸內含毒素多刺激腸壁致瀉，凡見瀉下，肝機能必然代謝↓，雖然仍能發熱，副交感神經因腸子蠕動↑而興奮，當然與前所述一樣，脈象不數反而濡少者，因作瀉下、電解質等等大量流失，神經無由興奮，心動神經不能例外，乃見濡小，在疫病初期或者中期亦即溫病所說的中焦，是指全體消化道而言果然不錯，但是有一個時間條件，此時腸胃濡下水滲者，不過是濕困、消化不良，尚未到末期所謂滑脫現象，濕困、消化不良可以去濕化濁淡滲，五苓散、

六一散、藿香正氣散隨症加減就可以了。但是現在是病的末期，腸已失卻吸收力，黏膜流體大量滑脫，如不止其脫，可以休克（shock），所以要用收澀之劑如赤石脂部分研粉以安撫腸子壁膜，部分煎湯利用其少量的金屬離子可以促進酵素蛋白的轉化，炮薑興奮神經、腸血管，粳米有潤滑、滋補作用，如仍不行，當加人參以補之，因為此時腸內毒素已經在中焦階段統統瀉光了，唯一可怖的是肝機能因瀉下脫滑而低下，能量的貯藏量已經不夠，只能用人參以冀於萬一了。

　　溫病七八日以後，脈虛數，舌絳苔少，下利日數十行，完穀不化，身雖熱者，桃花粥主之。

　　桃花粥：人參三錢　炙甘草三錢　赤石脂六錢細末　白粳米二合

　　痢止即停服，若脈不數、身不熱者加乾薑三錢。

　　我們知道，同樣是瀉下及滑脫，有顯著的不同，瀉下之物如果代謝高可經過消化、趨化、轉化，則必然是大便，或即使是水必有氣味，或腐臭或酸臭，各有代表不同之意義，腐臭者蛋白脂肪之消化不良，但是已經經過消化過程的，酸臭者醣的消化有問題，但亦是經過消化過程，若乃無臭味純清稀或完穀不化，則就不是經過消化、代謝過的了，是腸子作用、肝代謝機能大為低下則稱滑脫，中醫稱之為無陽。陽一代謝、熱量、消化動量也，故須立刻以上法治療，猶恐不及，其他症候，如脈虛數則極像西醫所述之休克以前的脈象，舌絳苔少，苔少是已毫無代謝消化之力，舌絳是所有機轉、反饋能力全部↓，且血中雜質大為↑，身雖熱此熱是血液滯留於表皮，循環已經↓之結果，非真正的熱，中醫所指大虛有盛候，陰虛之極，陽虛之極，則現象相反也，如果這樣解釋，而認為非常合理，標準在那裡，治病性命攸關，豈同兒戲，此乃不得已也，今人仍然如此，而不經過大腦思考真正機轉，中醫的淘汰可與時日矣。這一條不過是上一條的病更進一步更嚴重之處理。

　　溫病少陰下利咽痛胸滿心煩者，豬膚湯主之：豬膚一斤用白皮從內刮去肥令如紙薄，右一味，以水一斗，煮取五升，去渣，加白

蜜一升，白米粉五合，熬香，和令相得。

　　所謂咽喉重鎮者，內為咽喉，外是頭頸，咽喉有病不拘是什麼少陰太陽，這都是古人要想解釋其道而權宜利用之辭，是不得已之法，今日科學昌明，再用之大開倒車則真學如逆水行舟，不進則退矣。現今的條件是咽痛、胸滿、心煩，我們首先要知道人體以作用來講，大概可以分作兩大類：外面的軀體部（somatic part）及內面的內臟部（visceral part），咽喉的疾病假設由外面軀體部傳遞則一定夾頸椎而向上傳至頭部，即就腦基底動脈（basilar artery）以及前面的頸內動脈（internal carotid artery）及頸外動脈（external carotid artery）。內頸動脈與頸靜脈（jugular vein）亦屬於頸內人體的軀體部，故凡發病必沿頸項附近的血管而上達內至腦內，外至腦殼外，兼及肩膀兩臂及上肩背，中醫稱之為太陽膀胱經或稱太陽屬充血性、感染性，甚至血栓性的中風都屬此類，而頸之內為咽喉，頸是咽喉的外層，所屬大都走脊髓，所以屬足太陽膀胱經，咽喉是頸的內在器官，設或有病大都走前面或稱腹面（ventral part），咽痛、胸滿、心煩三個症狀可以視為一個條件的三面觀，因為若由內臟部傳遞則一定是腹面，一定沿胸腹部而下傳，古人常講咽喉在前正中下者為任脈，尾閭而上由後沿脊椎直上至後項頸者為督脈，任督兩脈貫一小周天，如果改經為軀體部及腹面者，外而內，內而外之稱也。在溫病的說法可稱凡上傳者屬上焦，上傳下者屬中焦，傳下而反饋↓病入膏肓情形嚴重者屬下焦。吳氏有其分法也不失大旨，如今將其割裂重排，雖然可以便於瀏覽學習於一時，但對其深奧之處可能就較難於深入了。一如讀數學的幾何，讀一般教科書的幾何與讀真正的歐幾里得幾何不同，前者傳道習藝而已，但後者能啟發深思，可能進入另一境界，此古典書不論哲學、數學甚或醫學，經歷時間上千年上百年之沖洗淘汰屹然獨秀，自是不同凡響，自有其不易如金之價值，但須加以新義亦即譬之為新血輪，使之活化最最要緊，於是方論及何以咽痛胸滿心煩下利是一樁事之三面或四面呢！簡言之，〈下焦篇〉絕非〈中焦篇〉可以清理之、去除之，蓋因反饋失敗，腎上腺素賀爾蒙（catecholamine）之不得與心臟心動神經及血管張力呈反饋作用，心臟搏力↓，向上達之力↓，

肺之活量↓，縱隔腔、橫膈膜機能低下，血行不能使腸子代謝↑時下脫而泄瀉，用豬膚白蜜湯滋潤補充而已，非其能治以喉痛也，或云少陰咽痛明明可用附桂八味丸、附子、乾薑、人參、四君子湯等藥，豈非暢快俐落，此言誠然，但病已至此，只宜緩圖，尤恐急則生變也，如此方進行順利，以下當續以上述之方調節，速效且捷，我們見手足不溫者而加乾薑便可知一斑，非不能用，是不敢用，在穩健中求進步，生命非兒戲也。

溫病少陰咽痛者，可與甘草湯，不差者，與桔梗湯。

甘草湯：甘草二兩

桔梗湯：甘草二兩　桔梗二兩

只有咽痛而無上條所述各症，故病勢尚輕，甘草本具有類固醇激素（steroid hormone）的功效但力量要小得多，如此咽痛用之足矣。若不差則略有點喉頭炎症，黏液不清，加桔梗即可，而又有所謂苦酒湯。

苦酒湯：半夏三錢　雞子黃一枚　去黃納上苦酒雞子殼中

上二味，納半夏著苦酒中，以雞子殼置刀環中，安火上，令三沸，
去渣，少少含嚥之，不差，更作三劑。

半夏是清咽喉藥，雞子清而不用黃，是純蛋白性黏液，復加苦酒即是醋，具有收斂及興奮反饋作用，雞子殼裡面有一層半透明的蛋白襯衣，對鈣亦有相當的作用，此類方劑原出《金匱》，相當時久，如今中醫亦在進步，用藥又遠比當年要高明多了，用以治咽瘡、聲不能出有效，亦要視情形而定，非可一概混用。少陰咽瘡有效，是腎上腺不足，內分泌不夠而形成，非真正喉頭生瘡，是所應該注意的。神經在胚胎學上與皮膚屬同一外胚層所造成，溫病〈下焦篇〉本來都屬神經內分泌回饋問題，故而用豬膚湯亦很適當，用法合拍，效果自是不差！

第十一節　女性溫病及月事來內分泌發生變化後處理的商榷

（27-30）

　　女子的神經隨內分泌回饋而變，因為每月有月事，故其變化繁複，不如男性徒恃神經衝力，其受賀爾蒙的影響雖然也是必須，但比較女性則簡單、單純多了。下焦篇本屬回饋神經內分泌、心臟動力神經、自律神經以及血液中各種成分變化自然的專章，故此處所提雖然未必一定是末傳危候，但其對神經內分泌電解質的條件是一樣的，故而列入下焦篇中。婦女月經適來，我們早已知道，女性內分泌的雌激素（estrogen）會增加，此物對體內鈉離子是有滯留作用，因鈉的滯留則身體中水分隨之而滯留，假如不犯感染，或竟在月事期中略受緊張，則可發生過敏性的皮膚濕疹，或者受氣候影響，夜晚難於入眠，或竟平時濕疹如香港腳等必然發病率加重。設或犯感染則stress加重，因Na^+離子↑，小血管都呈收縮現象，復加stress而代謝↑以抗病，非但脈數，而且水分於血管中或組織中大量滯留，尤其在耳蝸神經及前庭區，非但可以聽覺失靈，更能天旋地轉、頭昏眼花、嘔吐不止，水分不調節，有的部分水分積滯，有的部分卻特別乾燥，這是我們已經講之又講的老問題了。所以口渴，辛涼退熱兼清血分甚至十數日不解，邪陷發痙，實則此種辛涼退熱兼清血分方法不見得高明，應該先調水分，兼事調節內分泌，如五苓散、四逆湯、真武湯或四物湯等配合用之未有不愈者，若真是神經症狀更配柴胡湯則奏效絕響，只是吳鞠通格於有熱不可用補，故不能用四物，頭暈上逆則認為病情犯及上焦抵死不敢用柴胡，內分泌反饋不良固然用入營分養陰藥為正宗，但有時用麻桂附薑，如真武湯、五苓散等，遠比用溫病陰柔養津之方要高明。結果醫得一塌糊塗，要救其敗筆再用竹葉玉女煎。

　　竹葉玉女煎：生石膏六錢　乾地黃四錢　麥冬四錢　知母二錢
　　牛膝二錢　竹葉三錢

　　至此已經不太高明了。所以如此乃古人不懂病的機轉，成見極深，非《傷

寒論》某某藥症者，抵死也不敢用傷寒方，如此固執不化，誤人多矣，故其被清末民初諸名醫痛詆，亦非無因，甚則他們也認為中國醫學一無可取，陰陽亂來，毫無周章，反而去求諸東瀛日本。日本之吸收中華文化在盛唐之時，故而一切陰陽玄理之說比較少，是比較從實，故其《傷寒論》會被大大稱讚，溫病身價大貶矣。又云熱入血室，醫與兩清氣血，邪去其半。設重用四物湯配合小柴胡、五苓散或真武湯，二三方可以立愈，何必兩清氣血，吳鞠通在此實在太不高明矣！什麼護陽和陰湯，以服善其後，又云「邪去八、九，右脈虛數，暮微寒熱者，加減復脈湯」，其實按上之理，平衡內分泌，調節水分即可，是多此一舉矣，不高明之至，不無有白璧微瑕之嫌。

護陽和陰湯：白芍五錢　炙甘草二錢　人參二錢　麥冬二錢　乾地黃二錢

唯一值得一提的是熱病經水適至十餘日不解，此在我們現在醫療法以《傷寒論》小柴胡湯為正宗，以鎮定中樞神經，調和脅間神經，遠高出溫病之治法，哪裡會變成十餘日不解。舌痿飲冷，心煩熱，神氣忽清忽亂，是水分不調節，聚於頭部與耳蝸處，參看拙著《傷寒論之現代基礎理論及臨床應用》可以明其詳情及理由，更參照拙著之《臨證特殊案件之經過及治驗》，立刻可見許多實例實證，如何用藥。脈右長左沉，瘀熱在裡，不必如此論調，但看事實過程便可分曉。加減桃仁承氣湯之用，乃去其經水適來，產生感染，經水不暢，通暢其月經即所以如大下之瀉藥一番去其負擔，亦即去其應去之物，則水分體液自然調節；上行性刺激消失，神經自然安定，不失為良方，但用在此處，仍是下策。

加減桃仁承氣湯：大黃三錢製　桃仁三錢炒　細生地六錢　丹皮四錢　澤蘭二錢　人中白二錢

清咽喉去下焦之瘀積，可以用在其他方面，遠較用在此處為佳。洋洋大篇，無甚意義，強為之解，徒亂人意而已。吳氏駁小柴胡湯而其自己用藥蠢如河馬之越溪，什麼血虛血實都可以用小柴胡配四物、五苓等即無此弊，硬要參

照葉天士用竹葉玉女煎，曠時日久，由他自己所述可知一斑，非但病勢延長，用藥屢用後果不良，自己已經下了註解，更何需他人評述。吳氏所謂的「病去一半，病去七八」，其實立可全愈。

第十二節　溫病的善後處理

（31-35）

　　熱病即是發熱的病，無所謂溫病、傷寒，症象不同，處理略異即可。熱退之後，「嗽稀而不咳，徹夜不寐者，半夏湯主之」。

　　半夏湯：半夏八錢　秫米二兩

嗽稀痰薄而易出，則不須要用咳的方式使痰跑出來，可見氣管、喉頭並無炎症，亦不發生充血性的痙攣。徹夜不眠，因為病愈後 stress 尚未退除，交感神經仍在半興奮狀態中。半夏對副交感神經是興奮作用，即可抑止交感性興奮。雖非一定為鎮靜，但在此形勢上即可用作鎮靜劑。痰多易出，半夏促氣管吸收之，使之不如此之薄，痰略厚，一驅出容易，二則痰液量驅出較多，即可速愈。我們常覺咳嗽厲害，痰液鼻涕如水之稀薄，可知感染初發，炎症正盛。待至咳出之痰既厚稠又易於咳出，預知其咳嗽不出二三日即愈矣。凡人均有傷風感冒之經驗，此經驗之談也，復加秫米二兩則稀薄之痰不由於炎症正盛，必由於水分較多，亦即氣管咳出分泌液較稀薄而已，得秫米即可使之平穩，更兼去濕（即水分多）而健脾也。假如痰飲退清，舌滑不思飲食，乃病後虛弱胃口不佳，用半夏秫米去濕，用桂枝湯健胃溫中促進代謝如此而已，本極平淡，不稱好方，或者出冷汗者，一如《傷寒論》代謝既病後差，更因血糖病後之不調節，桂枝湯勢在必用。設或愈而色萎黃，舌淡不飲水，脈遲而弦不食者，小建中湯主之。此乃病後代謝低，代謝之興奮，內分泌方面首需甲狀腺素↑，此則因代謝久病趨化↓，波及甲狀腺機能↓，桂枝湯力嫌不夠，需用小建中湯以健胃扶脾。其實代謝之根本回饋，內分泌之甲狀腺得此能興奮，此方亦不甚高明，如用黃耆當歸建中湯則又勝其一著。如我早說過，溫病方如今只作參考而已，吾人如今用方更較其進步多矣！至於其說理，乃真正天曉得，愈說愈離譜，不敢領教也。

　　以上是病後代謝差之變化，此就是指病後或一月至一年，按理代謝已經恢復，至少不應該再差了，古人生活條件雖然不良，亦不致於像現在的非洲

如此糟糕貧窮罷，既絕不可能！但又發，面微赤，脈數暮熱，常思飲，不欲食，這又是何道理？說來不難，代謝雖已第次恢復，但是最使人影響者，莫過於氣候及人事情緒之勞傷。此類神經性刺激，有時對大熱大病後恢復的病人有極大的影響力，尤其在胃腸；面微赤，腸中血清素（serotonin）之分布外洩↑，故脈數暮熱者，實則神經調節更差，腸子副交感動量更大，血清素更多，乃更感熱，常思飲。胃中分泌液失常，乃致胃壁常常充血而有灼熱感，分泌液失常，消化當然↓，則不思食，故要力矯此弊，與五汁飲、牛乳飲、益胃湯等，斷不可用與開胃健食之辛燥藥是當然之事；但辛燥開胃藥中，復用清涼潤陰當未曾不可，又何必一定堅持非單行道不可，此溫病之所以悲哀處，敗筆比《傷寒論》多了不少。此條可與《傷寒論》之竹葉石膏湯相互對看，較有意思。

第十三節　暑天發熱病末期的處理及所謂反饋的變象

（36）

暑邪深入少陰，消渴者，連梅湯主之。入厥陰麻痺者連梅湯主之。心熱煩燥，神迷甚者，先與紫雪丹，再與連梅湯。

連梅湯：黃連二錢　烏梅三錢去核　麥冬三錢連心　生地三錢
阿膠二錢

脈虛大而芤者加入參。

不管是任何病，到達末期，不能反饋，血液中成分雜亂，酵素功能潰離者，必然有幾個條件，舌質鮮紅無苔，面色焦黃枯暗，或竟蒼白無光澤，最後較更為明顯地，便是非常口渴；有但要嗽水者尚淺，消渴無度者病深。例如醣在血中不能為胰島素（insulin）利用之糖尿病（diabetes mellitus, DM）末期如此；尿中毒末期舌苔紅，夜不寐，口消渴，至最後臨命之頃則神志昏亂而趨死亡。考其最大因素是血液中的醣及尿素愈積愈多，不能排泄，此類廢料在血中，因為已經不能轉化，轉化須要酵素。大凡酵素除蛋白質所構成之外，更具些許少量的化學元素，以金屬者為最多，次則非金屬；視當時環境及條件而結合，乃成所謂反饋作用以行生化變化，外表粗觀乃成生理變化。假如此類酵素無法進行，反而潰離破壞，則其少量化學元素，有些毒性極強；但因與蛋白質結合在一起，非但無毒性，反能為人體所用。如今單獨游離在血中，且元素溢出後之蛋白質分解成為游離基（free radical），對細胞膜（cell membrane）上的磷脂物質（phospholipid）具酸化亦即氧化（oxidation）作用，如此則細胞膜破壞，外物溢入而死亡。我們更知道酵素行使工作如鑰匙及鑰匙孔，兩者必須剛好對合方能開啟。一般酵素由微觀界模控學（cybernetics）觀之都是很長的蛋白鏈，輾轉相旋，如打毛線的毛線球。其所以後轉旋成球狀，其實依恃硫氫鍵（–SH）的將某一設定部分互相接合。此類硫氫鍵之建立，亦即是鑰匙孔形成的雛形，此等鍵又稱金屬硫氫鍵，在某些蛋白胺基特

別多，例如最有名而顯著者便是半胱胺酸 cysteine–S–H–，須視對何種硫氫鍵適合而互相結合，發生作用。而此 –SH 在酵素穩定時必有微量金屬配合，如胰島素之對鋅（Zn）；鋅在此不只對胰島素催化有作用，更能使胰島素深入細胞中，且能強化生殖細胞，促發非用鋅劑即可，必須在自然界找深含鋅多的動物或植物的結合蛋白質，用於方劑中，方能有效，但亦不是一定有效，更須審視病人的特殊情況，處方才能庶幾。行醫之難，非獨是科學更是藝術；而藝術成分又遠較科學成分為最，此點恆為人所忽略。我們可以說研究工作是科學，行醫臨床是藝術兼科學且更以藝術為先。人們聽之必然大笑，認為醫學明明是實證的科學，而且是應用科學之產物，竟說是藝術，實在荒唐絕倫。事實上這是不對的，且看連梅湯之對發熱病末期的情況，便能略知一二。消渴我們已經知道是酵素崩潰，血中雜質極多而致之，是反饋↓，更是神經緊張，這是重要基本條件，更有表面生理的附加條件；胃液分泌產生變化，無法由腦中反饋成唾液，酸性是雜質多而大量↑，對表面上的惡化情況，須先對胃下手，用烏梅刺激分泌，川連退充血消炎，更使酸性略為降低；雜質太多，先用釋稀法，則麥冬、生地、阿膠在表面看可以補充紅血球之不足，血漿蛋白的補充。在深層看則帶有硫氫鍵，能促使酵素轉化免於產生上述種種惡劣變化，此中醫之所以深奧，遠出於我人想像之外也！一般西醫觀念亦漸漸知道維他命 B_{12}、B_6，可以阻止細胞膜被轉成游離基或游離脂肪酸之氧化（oxidation of free fatty acid）使細胞膜破壞。心熱煩燥，心神迷甚者，心臟搏出量、肺活量、帶氧量均成問題，經所謂「陽擾於外而陰爭於內，則九竅不通」之重症，先與紫雪丹以平衡之也！尤其暑天發熱，代謝先↑後大↓，氣溫高而消耗↑，但病即應暑天與否，只是間接關係，真相當由上述中求之。脈虛充，一線生機將絕，非用人參作急救維持不可，此間附帶一併申述之。

第十四節　末期危候更深一層的處理（二則）

（37-38）

> 暑邪深入厥陰，舌灰消渴，心下板實，嘔惡吐蚘寒熱，下利血水，甚至有聲不出，上下格拒者，椒梅湯主之。

椒梅湯：黃連二錢　黃芩二錢　乾薑二錢　白芍三錢　川椒三錢　烏梅三錢　人參二錢　枳實一錢五分　半夏二錢

溫病與傷寒的寫法恰巧相反；《傷寒論》是一群條例，先淺而後深，步步穩紮穩打；《溫病條辨》是先嚴重再更嚴重，而後各種雜陳繽紛的條件，任君選擇。例如此一條與上一條機轉全然相同，病情更為嚴重，嚴重的最重要癥結，上一條在胃，但上條的胃非獨機能不良，更且連動量都微乎其微了，其危險可謂九死一生矣！所謂上下格拒，上則嘔惡吐蚘，下則下利血水，動量全無，心下板實，甚至有聲不出，故以人參補濟其危候，黃芩、黃連消中焦之炎，烏梅催胃分泌以助動量↑，乾薑、川椒對血管運動神經↑，更對胃腸之動量↑，半夏止嘔安胃，白芍安定腸胃，方勉冀幸而已！

> 暑邪誤治，胃口傷殘，延及中下，氣塞填胸，燥亂口渴，邪結內踞，清濁交混者，來復丹主之。此正氣誤傷於藥，寒氣得以竊據於中，固結而不可解，攻補難施之危證，勉力旋轉清濁一法耳。

來復丹：太陰玄精石一兩　舶上硫黃一兩　硝石一兩　橘紅二錢　青皮二錢去白　五靈脂二錢炒

硝石一兩同硫黃為末微火炒結砂子大，五靈脂二錢炒令煙盡。

此條所述，虛無飄渺，實在無法捉摸。暑邪誤治，胃口傷殘，間或古時有之，如今少見；即或有亦是事出非無因，別有其他因素及條件。單云誤治而成此現象，言過其實矣！此類言語，以訛傳訛，過甚其辭，醫者病人均深疑之，開方者跋前躓後，動輒得咎，自不得不以不死不活為治病之原則。燥

亂口渴，惟狂亂口渴當然至少不是直接影響腦的病，是間接影響的，因為電解質及礦物離子不正常而生此現象。用玄精石內的 Fe^{3+}、Ca^{2+}、SO_4^{-2} 等游離離子以冀使與蛋白質配合。硫氫鍵絕不可少，乃用硫黃；機率之大小，全看行為之多寡，故以硝石強烈擴張血管，則血流量多，機率自然大為↑。橘紅、青皮、五靈脂，即所謂健運腸胃使之運動↑；五靈脂對肝更有強肝止痛的作用。如此用藥單純而實力極強；與其用方劑，倒不如改之作丸劑，作貯備之用。

第十五節　非一定為暑邪，也不須是溫病的病（三則）

（39-41）

　　暑邪日久，寢不安，食不甘，神識不清，陰液元氣兩傷者，三才湯主之。

　　三才湯：人參三錢　二冬二錢　乾地黃五錢

　　暑令本來酷熱，熱逼使人代謝↑，濕又逼使人蒸發力↓，兩者重疊，緊緊相逼，不必暑邪久熱不退，大凡身體本來較差之人，在夏令毫無精神，譬如赤道熱帶對白種人生活條件不太符合，對黃種人如國人、日本人卻都可以，故南洋、印尼之華僑所以多，歷史固然是其淵源，氣候亦非無因。夏天生此種現象，俗名痠夏，夏令一過，金風送爽，則又恢復矣！此類方藥性溫和，配合尤其簡潔俐落，常作飲料，也有益處，更無論作藥劑矣！

　　蓄血，熱入血室，以前已經談過，不再贅言。

　　伏暑濕溫脇痛，或咳或不咳，無寒但潮熱，或竟寒熱如瘧狀，不可誤認為柴胡證，香附旋覆花湯主之，久不解者，間用控涎丹。

　　香附旋覆花湯：生香附三錢　旋覆花三錢　蘇子霜三錢　廣皮二錢　半夏五錢　茯苓塊三錢　薏仁五錢

　　控涎丹：甘遂去心製　大戟去皮製　白芥子

　　等分為細末，神麴糊為丸梧桐子大，每服九九薑湯下，壯羸者加減之。

　　不一定必須什麼伏暑濕溫，脅痛或咳或不咳是真的，但潮熱也是事實，或竟寒熱如瘧狀，憑此所述，我們便知道這是一種胸脅間有問題的病，肋膜炎是十拿九穩的；否則就是胸脅痛，不固定在一邊而兩邊即左右兩側都痛，這就不是肋膜炎了，因為沒有那麼巧，兩邊肋膜都發炎，可能是橫結腸積鬱

氣體。一般而論則右脅機會較大。左右兩脅雖然結腸都在此部分彎曲而向下，但左面是真正向下，直走肛門，可以排氣去鬱；更因左面的臟器是胃、是脾，有伸鬆移動性，積滯氣體等雜質的機會不大。右脅則不然，在此轉彎處是肝與膽，部位比較固定，不能移動，更因右脅是從升結腸向上直走橫結腸而至左面降結腸的，故而通道排出遠不如左脅之便捷。假如是所述的情況，柴胡湯乃必用之藥，所以穩定肋間神經未始不可；但假如是肋膜炎而積水，胸脅受積水的壓力而痛，這在西醫書籍臨床內外科中診斷很詳細，X 光透視或照片子立刻得到準確的答案，但是治療方面就不如此簡單了！胸膜積水，胸腔是負壓，但腹腔是正壓，故水之去也，在腹腔遠較胸腔為方便。胸水之去最好的方法是知其原因促其吸收，而非將之穿刺或竟排除，木防己湯應該是最好的方。如今用香附旋覆花湯，其真正的意思不過在利氣止痛；依照方子的結構，自然比小柴胡湯更深一層，而且比較穩健。小柴胡湯的目標在患者之軀體部（somatic part），以鎮定大腦，肋間神經為主；而香附旋覆花湯著重在患者之內臟部（visceral part）。此不過是氣鬱之痛，或竟少量的水分，如此用小柴胡、香附旋覆花湯均沒有什麼不對；若肋膜積水則木防己湯及控涎丹亦都可以用，但是限於滲透壓不正常而滲出之水（transudate），若是炎症及癌症的水恐怕都非其治，此一點應該認清。積水既去或者腸子氣鬱消除，寒熱自然消去，寒熱與肋膜積水都是表面文章，真正明其病因，知其機轉，一旦治療恢復，根本全面解決矣！

第十六節 〈下焦篇〉的濕與〈上焦篇〉、〈中焦篇〉有何不同？

（42-46）

濕之一字在本書中已經講過了不少遍，再講實在令人生厭，吳氏又對下焦之濕大發宏論，不談尚可，一談必然益發糊塗，所論所說，全不著邊際，從略。我們已知下焦之病，吳氏雖名之云下焦，其實不一定在下焦部位上，大概就其過程及作用而言之，則必然病久體力衰弱，內分泌不能反饋，故而與其說是下焦，不如說病之時已久，呈衰弱現象，其條件自屬與上中焦不同。濕講得最多的是在〈中焦篇〉，何以為濕，濕之成因在〈上焦篇〉、〈中焦篇〉雖已釋明，但在下焦所謂之濕，用上中焦之淡滲分利法是無法解決的，因濕聚之久，則聚濕之處體工恢復之力大衰，淡滲分利必須體工本身尚有能力恢復，吾人從而協助，輕輕順勢分利，即可完事。下焦之濕，其勢已衰，若不用增加代謝，強化體力之溫補之劑，是無法恢復。人體所得之能量都由腺苷三磷酸（adenosine triphosphate, ATP）磷化而來，所有之反饋都由內分泌之維持正常，必須神經傳導穩定，細胞代謝充分，否則無法反饋。彼此之用藥大有出入。

濕久不治，伏足少陰，舌白身痛，足附浮腫，鹿附湯主之。

鹿附湯：鹿茸五錢　附子三錢　草果一錢　菟絲子三錢　茯苓五錢

分利功能↓，能量不夠，用鹿茸取其磷蛋白之 ATP，增強能量，其有 Ca^{2+} 能安定神經；附子強心之外，配合鹿茸強力興奮代謝之劑；菟絲子略有增強內分泌之作用；復用草果、茯苓去濕分利，是則補多於利也，總不外乎時久身衰，先治其本，所謂「伏其所主，先發所因」者，至此當標本兼顧，否則無法治療矣！

濕久脾陽消乏，腎陽亦憊者，安腎湯主之。

安腎湯：鹿茸三錢　胡蘆巴三錢　補骨脂三錢　韭子一錢　大茴香二錢　附子二錢　茅朮二錢　茯苓三錢　菟絲子三錢

濕久乃成慢性病，不外衰弱，亟須振奮。此症與上條迨幾乎相同，唯一不同是上方補多於分利，此方則補多寓於興奮，分利更兼燥濕三方面齊醫齊下。實力視鹿茸、附子、菟絲子補益強壯，如上條所述，茅朮、胡蘆巴、茯苓去濕，尤其去下焦之濕，大茴香、韭子、補骨脂香燥興奮，協助去濕，是安內法多於攘外法，以內臟之濕為重點，故云祛脾腎二臟之濕。大便因為濕而溏，加赤石脂；久病內濕大重，竟惡湯液，可用作丸吞之。

濕久傷陽，痿弱不振，肢體麻痺，痔瘡下血，朮附薑苓湯主之。

朮附薑苓湯：生白朮五錢　附子三錢　乾薑三錢　茯苓五錢

此方較上方恰巧相反；上方之重點在內臟（visceral），此方之重點在軀體（somatic）。痿弱不振，肢體麻痺全由濕重，脊髓神經不能興奮之故，與大劑溫通方劑利之，更以生白朮、乾薑、茯苓燥濕分利。凡要去濕必先健脾，即使腸胃道消化機能、動量轉趨安定，趨化作用↑；此方最為中的，尤其有痔瘡者，是脊髓神經不夠興奮，肛門又因濕重著而下墜，不用是藥無法愈是症，是乃治病高手，只問過程原因，不拘泥於症狀形跡也。

先便後血，小腸寒濕，黃土湯主之。

黃土湯：甘草三兩　乾地黃三兩　白朮三兩　附子三兩炮　阿膠三兩　黃芩三兩　灶中黃土半觔

水八升煮，取二升，分溫二服。

我們曾經說過，人身代謝最頻繁的部分是皮膚、骨髓及小腸。表面上看起來是皮膚，所謂雞皮鶴髮，其實在皮膚呈現老態龍鍾之先，最先趨於衰老者是腸子，而腸子中先衰老者便是結腸，尤其在結腸的彎曲處，例如脾彎曲處（splenic flexure）及肝彎曲處（hepatic flexure），動量先呈衰弱，排斥功能↓而多脹氣體，酵素在小腸的分泌也受影響而漸漸活動↓而消失。我們可

見人至中年都會發胖，發胖之先腹部先漸漸鼓起來，腸中常脹氣體，而排氣量也特別多，實則衰老已經漸漸開始了。消化之不良，雖然責諸酵素反饋之形成↓，但遠不如說是排泄去除功能之降低，是不能去蕪在先而不能生菁，是不能去廢老而成的。溫病的標立三焦，傷寒的標立六經，部位關係在其次，時間功能之關係為首務，所以是一貫相連的，惜人不察其所以而已。腸子之衰弱，小腸在此不談，單說結腸末端的乙狀結腸及直腸，先是黏膜而開始浮腫，吸收水分之力不夠，可以分別由二種情況形成：第一種由於發炎而浮腫，腸壁靜脈即痔靜脈曲張，使大便時阻塞，大便出來時壓力突然↑，靜脈破裂然後先出血再出大便，中醫稱之為近血；第二種在結腸的乙狀結腸已經漸漸結成大便，但在結成大便的當口，腸黏膜本來浮腫，靜脈本來曲張，因下端結成大便，拉力不匀，而大便上端的靜脈即已破裂，或竟在大便出來努脹使大便出來的壓力，隨即使上端亦即大便後端之靜脈壁破裂而出血，中醫稱之為遠血。同樣是出血，大便前出血，是大便下來時的壓力關係，此壓力借大便下降之勢，當然厲害，故而出血；若大便之後，本應壓力解除，反由於因蠕動，因腸壁張力不匀而出血，壓力不如近血，而出血則遠血較近血的腸壁靜脈更有脆弱，而且病情當然較為嚴重，近血只在大便前端炎腫有問題而已，痢疾外痔都可以如此；遠血為幾乎整條痔靜脈因腸壁浮腫而成問題，其來源多屬於多發性，或竟根本是腹腔整條腸子壓力↑或肝門靜脈壓↑，此當然非同於如〈中焦篇〉的濕阻、濕困與濕熱，亦非白頭翁湯、六一散、滑石等可以治療，勢不得已，唯有用附子強壯、地黃滋養、阿膠滋補止血、白朮鎮靜安定，甘草、黃芩安撫鎮定退充血，黃土附著於腸壁以直接收斂止血，其理由與赤石脂相同，但條件不同。一般粉末狀藥粉如滑石、六一散、甘草末、川連末、赤石脂末、黃土等都對腸胃之黏膜直接接觸，直接發生作用，但品種各異，功能不同，如能細心體會之，則大有心得。復談遠血之本或更甚者由於病人本身血液有問題，普通如血小板無力或減少均可致之，其人臉色蒼白，怕冷，精神不振，與一般所謂近血患者絕然不同，更由血之顏色亦可辨認，近血都較鮮紅，遠血則色澤灰暗同紫褐色，如此則用藥自屬大為不同矣！

第十七節　小青龍湯止喘的機轉

（47）

　　秋濕內伏，冬寒外加，脈緊無汗，身痛，喘咳稀痰，胸滿舌白滑，惡水不欲飲，甚則倚息不得臥，小青龍湯主之。脈數有汗，小青龍去麻辛主之，大汗出者倍桂枝，減乾薑加麻黃根。

　　小青龍湯：麻黃三錢去節　甘草三錢炙　桂枝五錢去皮　芍藥三錢　五味子二錢　乾薑三錢　半夏五錢　細辛二錢

　　開始兩句，無甚意思，即使要講病因，此語泛泛，也不中肯。脈緊無汗，喘咳稀痰，胸滿舌白是事實，其機轉必須澈底瞭解。無汗而發熱，發熱不得由汗而疏洩，熱高，stress↑，脈緊是必然的現象。身痛同脈緊，stress增加，代謝物之不能疏洩由汗而出，而身痛亦是勢所必然。小青龍湯症（拙著《傷寒論之現代基礎理論及臨床應用》中述之甚詳，茲不厭重覆再講一遍，更略加補充庶幾對溫病後面之長篇大論，言不由衷，加以合理的解釋有所交待）本是心下有水氣，乾嘔而咳所用。如今喘咳稀痰，即分泌物由氣管出，及喉頭出者，量多而稀薄。由此深知，胸中肺臟有水氣，簡言之，亦即同大葉性肺炎或支氣管肺炎之分泌大盛，使肺呈水腫，肺氣泡中乃連帶生浸潤，使病人納氧量↓，則呼吸困難而喘及咳，當然感覺胸滿。舌苔白滑是見證，不一定是必然條件，可有可無。惡水不欲飲的原因是肺部積水，呼吸量突↓，則必見水而惡心，不欲飲。喘極則心肺均受影響，平臥則腹腔內臟上移，橫膈膜上提，使氣喘欲絕，心肺更受壓力，則喘息欲死，故不能平臥，只能倚坐，故以小青龍湯治之。其治療方式以促進血管運動神經及血行循環，效果遠勝於現代之抗生素等消炎藥。現代醫學見是肺炎，不論是大葉性或支氣管性肺炎，一律用抗生素消滅致病的病原菌。呼吸量既↓，則血壓隨之而低下則更缺氧，一如咽喉被扼住，或受繩子勒死一般，靜脈回流定滯於腹腔，則腹部如受絞刑般的脹大起來，血壓隨之↓，則更用血漿代用品（expander of plasma）及升壓劑以對抗之，結果病雖全愈，不過是表面文章，其多餘的積

滯肺中之水分，或者痰涎，無法用藥袪除，只能由病人體質自動恢復。但是在小孩發育未全，因恢復力↓，肺中水須自動吸收，夜長夢多，結果仍是心力衰弱而死亡，但是死亡之直接原因不是肺炎，真正潛伏在內之主因仍是肺炎、肺水腫或肺氣腫之不能恢復而慢性衰弱、慢性死亡。表面上似乎平平，一旦稍受打擊，甚則輕微的感冒，便可致命。小青龍湯則不然，其治療方式是根本解除的，麻黃停喘，興奮大腦，配合桂枝更能發汗活血促進血行循環，更增加抗力，五味子收斂止咳停喘，更助麻黃興奮大腦呼吸中樞。其構成大患者乃肺臟或支氣管之積水積痰，以乾薑興奮血管運動神經，擴大血管吸收多餘之分泌，半夏止咳袪痰，細辛略具麻醉作用，不但使心神因呼吸困難產生之緊張可以安定，更配合麻黃，乾薑以行水逐水，促進吸收，芍藥、甘草緩合其痙攣，使水分痰飲易解決，更能安定腹腔、腸胃免受心肺影響所生連鎖性的惡性循環，生痙攣而氣脹，使血壓↓，腹部膨大均可免除，則病愈之完全，治療之澈底，實遠勝現代醫學之治療法。汗出、不汗出無關宏旨，設其已大汗出，則吸收肺之水及逐水之方法自可不必再用，故去發汗以逐水之麻黃；以及吸收肺中積水的，使血管擴張的乾薑可以免用，倍加桂枝以溫中健胃，填補血液的活動。汗既出已多，慮其變脫症，亦即心肺衰弱，則加麻黃根以止汗，故古稱小青龍湯是止寒效寒喘的聖藥，其理如上。

第十八節　不同條件的喘咳和痰飲以不同的方式處方治療

（48-50）

喘咳息促，吐稀涎，脈洪數，右大於左，喉啞，是為熱飲，麻杏石甘湯主之。

麻杏石甘湯：麻黃三錢　杏仁三錢　石膏三錢　甘草二錢

喘咳息促，一般喘咳即是如此，吐稀涎是分泌液多而稀薄，脈洪數則是血中酸度（acidity）太高，$CO_2\uparrow$ 之喉嘶啞是喉頭黏膜浮腫，影響到聲帶亦略呈浮腫，則喉頭發音嘶啞。一般喉頭嘶啞，多本用強烈澀而收澀之劑，此類藥物都屬鹼性，使喉頭及聲帶黏膜面產生收斂作用，更配合清涼消炎退腫劑可竟全功。今則用藥雖無如此之精專，但比較簡單明晰，使人容易瞭解：石膏是消除酸性↑之劑，更有舒緩液態神經如兒茶安酚（catecholamine）之效益。此類液體自泌素（autacoid），常使頸椎神經生交感性興奮則喉頭痙攣收縮而更形惡化。今用石膏，如此則可緩解此種現象。麻黃得生石膏及杏仁之配合，此類配合《傷寒論》中常用，參觀〈太陽篇〉前幾條便可了然，非但不致於興奮，反能助杏仁、生石膏增加鎮靜作用而止咳，復配合甘草以緩和調節諸藥，自是好方子，其作止咳用，尤其在晚上劇咳、喉頭嘶啞者最有效。惟今人生活較古人遠為複雜，單用如此簡單的方劑，恐怕效果不彰，只能配合應用。

支飲不得息，葶藶大棗瀉肺湯主之。

葶藶大棗瀉肺湯：苦葶藶三錢炒香碾細　大棗五枚去核

葶藶藥力極大，逐水祛飲之利劑。支飲就是肺中或支氣管中分泌液過多，使祛飲祛痰之機轉將近窒息，於是祛痰飲之力大衰。既然業已至此，則不用祛痰法，宜直接用瀉痰飲之法，乃用苦葶藶；畏其力太峻烈，遂加大棗以緩

和之。甜葶藶較緩和,一般用於支氣管痰飲袪之不出而氣喘,或痰液性黏而袪出困難,尤其在小兒氣喘用之極多,性亦甚平和。

  飲家反渴,必重用辛,上焦加乾薑,桂枝,中焦加枳實、橘皮,
  下焦加附子、生薑。

  飲家反渴,是愈飲愈渴,可知其渴,非由於無水或缺水而來。無水缺水而渴的現象極為少見,除非在沙漠中或在受傷出血後。一般在內科方面,很少有如此病例,其原因在以前拙著《傷寒論之現代基礎理論及臨床應用》現在基本原理的五苓散一節中已經詳細解說,這不過由於胃的現象,如今每條所述不止在胃,在任何部位都能發生,尤其明顯的是肺中肺積水、肋膜積水或竟氣管中痰飲極多又不能排出,水分在某一處多,則因為滲透壓的轉變愈聚愈多,在其附近地區之水分因之被轉流,反顯愈加乾燥而渴。我們常見積腹水的病人腹部積水、大量鼓起,身上其餘部分非常乾燥,甚至連口腔、眼瞼等有分泌的地方都是呈乾枯現象,又如癬疥小疾的香港腳,在皮膚擠破之處水分大出,俟後環繞搓破之處則皮膚乾燥,蟲起可以片片撕下。但此處所述是專對痰飲而言,亦即重點在肺,唯一使其水分平衡之途,必須興奮血管運動神經,擴張血管以吸收多餘之水分復加使之平衡,則自然不渴,故用乾薑、桂枝。在中焦的意思,並非水真的積在中焦胃的部位,不過是見中焦消化道症狀有水飲者,枳實、橘皮以芳香開胃去滯。下焦則附子興奮代謝以逐水,生薑幫助之。此條講得非常精彩,對藥物處方之配合,略示原則,但是都是部分配合的重點,並非此一二味就可以真正濟事,此點最為重要。當切記者,真正的機轉(mechanism)是以興奮血管運動神經,使血管得以略為流暢,復加以吸收外界環境之水分,外界環境之水分因飲而愈多,本來神經有恢復的意思,故而渴,只需略為推動,便可全面改觀,並非以上之藥物可擔此重任也。

第十九節　飲家的陰吹真相如何？

（51）

飲家陰吹，脈弦而遲，不得固執金匱法，當反用之，橘半桂苓枳薑湯主之。

金匱謂陰吹正喧，豬膏髮煎主之。益以胃中津液不足，大腸津液枯槁，氣不後行，逼走前陰，故重用潤法，俾津液充足流行，濁氣仍歸舊路矣！若飲家之陰吹，則大不然……皆屬胃病例，峻通胃液下行，使大腸得胃中津液滋潤則病如失矣！

橘半桂苓枳薑湯：半夏二兩　小枳實一兩　橘皮六錢　桂枝一兩　茯苓塊六錢

甘瀾水十碗煎成四碗，分四次，日三夜一服，以愈為度，愈後以溫中補脾，使飲不聚為要，其下焦虛寒者，溫下焦，肥人用溫燥法，瘦人用溫平法。

陰吹者乃排氣由前陰出也，一般人排氣體都由所謂後陰肛門而出，絕不會由前陰出，這種現象之發生在女性身上，蓋女性雖為內在性生殖器，但對外是開放式的，男性是恰巧相反，是外在生殖器是閉鎖式。女性陰吹，考諸解剖學則恥骨上為膀胱列在最前，會陰之上端膀胱之後為子宮，下連陰道，子宮及子宮頸後為直腸。陰吹若是真正發生，除非直腸與陰道壁之間發生潰瘍穿孔而生瘻管（fistula），如此則腹部壓力若增加，直腸中的氣體迸出穿入瘻孔，則前陰後陰同時排氣而稱陰吹。如果真正要發生此種情形，實在少見，而且難之又難。蓋生如此瘻管，其將生未生之間必有極厲害極嚴重的潰爛症狀，在陰吹未發之前，已經症象嚴重，哪裡等到如此地步，於此可說不通。但究竟真相如何，我們認為應該是病人有此感覺，似乎氣從前陰出而非真正鐵定如上述解剖上的異常，設如真正是解剖異常，只必須用外科矯正，非服藥可以全愈。陰吹之感覺（sensation）所以發生，完全由於直腸無力而下垂、

曲折，但又不致於脫肛，肛門脫出對陰吹之現象可以略為減輕，但如果肛門脫出，女性若神經敏感的，照樣會感覺有所謂陰吹現象發生，在子宮直腸隱窩（Douglas pouch）處因直腸向前扭曲而有壓力。扭曲的直腸本來使上方下來的大便有阻塞的意思，復加發酵生氣體，則氣體因壓力由肛門排出時而刺激受壓之子宮直腸隱窩及陰道後壁，此兩處本來也因遲緩而彎曲，神經血管受 stress 而過敏，故而感到所謂陰吹，但也可以真正感覺到氣體從前陰排出。還有一個很重要的條件，因以前婦女生產，沒有婦產科，都是會陰在胎兒出產道，自動破裂，自動愈合而非現在真的縫合，總不能完全合縫，再逢今述之條件而有此現象。考其真正原因無非是上端壓力大，此段之本身下垂而無力、扭曲。這幾種情形之產生，本屬於同一個原因的惡性循環。要解決這種不愉快的情形，唯有使直腸到乙狀結腸段恢復動力而上升，同時更要追本溯源，運化整個胃腸道，尤其是支持胃腸消化道最具強力的十二指腸上下附近，故用半夏對胃兼腸，枳實對腸兼胃，橘皮芳香化濁而運氣，茯苓滲濕，桂枝擴張小血管而運健，如此則整個腸胃道全部活力↑，則腸子的下端隨之壓力↓，敏感↓，陰吹情形亦隨之而消失。《金匱》所述之陰吹情形相去亦復不遠，特吳氏所講的是飲或濕，《金匱》的原因是腸胃虛弱而無力，原因不同，外見現象相同，用藥自然而不同。陰吹者，可以釋作女性之疝氣（herniation），不過不在外而在骨盆腔內而已。脈弦而遲者，骨盆腔受壓力影響，副交感神經↑，則成遲脈，由於緊張則兼弦脈。

第二十節　疝氣發作處理（三則）

（52-54）

> 暴感寒濕成疝，寒熱往來，脈弦及數，舌白滑，或無苔不渴，當臍痛，或脇下痛，椒桂湯主之。

> 椒桂湯：川椒六錢　桂枝六錢　良薑三錢　柴胡六錢　小茴香四錢　廣皮三錢　吳茱萸四錢　青皮三錢

> 急流水八碗，煮成三碗，溫服一碗，覆被令微汗佳，不汗服第二碗，接飲生薑湯促之得汗，次早服第三碗，不必覆被再令汗。

女性有陰吹，其實亦是疝之一種，不過在內而不見；男性為外生殖器，故而有疝。疝氣俗稱小腸氣，本來處腹股溝之管環（inguinal ring）處黏膜破裂，致使腸下墜入陰囊而成疝氣，按理應將此膜動外科手術補縫起來，方能免於再生疝氣，但其成因很少被仔細分析，並不像表面所述如此簡單，所以面對西醫則絕對手術之外別無他法可循。若追本溯源而講，這倒也不一定，其所以成疝，有時開刀後可以不發，與痔瘡一樣，有時候開刀後照樣再發，原因是上部腸子壓力太大，壓力之來源乃由於腸之蠕動不正常，腸內之氣體膨脹，或嚴格說來腸子一連串下來後，中間僅只須中間任何一段發生變化即可波及整條腸子，若其調整力↓，便立刻見壓力↑，而某一部容易脫出管環的腸子於是輕車熟路，立刻又脫出來，因小腸氣陰囊腫大而腸子下垂，當然很痛；又因寒熱往來，脈因痛及高熱則弦而數，神經緊張，當臍痛或脇下痛，都對下垂有連帶的、形態學及作用條件的密切關係。川椒、桂枝興奮腸動量則腸子不再下降，良薑非但對腸胃與心肺均有興奮作用，心肺力旺盛，腸胃自然彈性充足，柴胡、吳茱萸和緩其緊急緊張，神經末梢雙管齊下，再加青皮、小茴香去其積氣，濕蘊則無有不愈之理。下次擱在管環上的腸子，不一定是上次擱在上面的腸子，彎曲度、地位位置在拓樸學可以完全不同，故非如以前如此輕車熟路者，時時腸子運轉，亦不一定要每次必然脫出，此理由

相當深奧，若不深思，無法領悟。須要出汗者，因既出汗，可知其必已先具興奮作用，經興奮自然體工漸漸趨於調節。

寒疝脈弦緊，脇下偏痛發熱，大黃附子湯主之。

大黃附子湯：大黃五錢　熟附子五錢　細辛三錢

水五杯，煮取兩杯，分溫二服。

此類疝之成因，均先帶有感染，或本有疝氣宿疾，遇感染發燒、腸胃道異常，因之復發加重。考其真正源由，均為上端壓力太大，下端動量受壓制而脫垂，而下垂至陰囊，如斯而已。上條所述健運腸子法，此條所述乃腸中有宿積，去其負擔自然可恢復，情形較上條為嚴重，格局較上條為單純，大黃去積，附子興奮腸子，兩者合用，發揮最高的互輔作用，心肺得附子而興奮，腸胃動量大增，大黃復而去負擔，復加細辛以麻醉、鎮靜之，不使其因藥峻而生痛感、痙攣，是又一法。

寒疝，少腹或臍旁，下引睪丸，或掣脇下掣腰，痛不能忍者，天台烏藥散主之。

天台烏藥散：烏藥五錢　木香五錢　小茴香五錢炒黑　良薑五錢炒　青皮五錢　川楝子十枚　巴豆七十粒　檳榔五錢

先以巴豆微打破，加麩數合炒川楝子，以巴豆黑透為度，去巴豆麩子不用，但以川楝同前藥為極細末，黃酒和服一錢，不能飲者，薑湯代之，重者日再服，痛不可忍者，日三服。

痛牽引臍旁，下引睪丸，劇痛而不能近，可知非但是絞痛（colic pain），更兼及牽引睪丸，此種情況，不但是腸胃動量問題，更加上筋腱外側肌肉及脊椎兩旁的肌肉閃失扭曲，強力牽引，有人稱為閃腰者，針灸即可，但選穴放血、捻針，亦須精審。如果由於内部病痛而兼發者，當然藥物又遠勝於針灸，因為針灸對軀體（somatic）方面較有效，臟腑（visceral）方面效

差。若用天台烏藥散，木香、烏藥本來通氣利鬱，小茴香、青皮、良薑溫通，亦即擴張小血管，即所以緩解其痙攣之痛，若不更濟，則須用更強烈之藥，峻厲而立刻去除，所以加檳榔則擴張小血管之力加倍有餘，川楝子本可利氣，現在經過用巴豆煉含藥力，不啻勝上百倍，巴豆是極峻猛之藥，且有毒，對脊椎神經具強烈阻斷作用，一般甚至連癌症之痛都可被阻斷，因閃失多少連及外側軀體的肌腱、肌肉，更內及腸胃，巴豆之峻厲，是不能直接用，間接助川楝子發揮藥效，設想妙極，構思亦極靈巧。

第二十一節　寒濕、濕溫辨別，處理方法有何不同（三則）

（55-57）

　　前節所述者，吳氏認為是寒濕，而今後所述者，吳氏認為是濕溫，同樣是濕，為什麼有寒濕及濕溫之分呢？我們已經對濕一字，有相當認識，簡言之是組織中的水分或體液無法收入血管復行循環，或者亦可說是血管收集作用↓，滲透外出作用↑，致積滯於組織、器官，或致使分泌過多，無法運化，都稱之謂濕。濕既能使代謝受抑制，更能使組織運動、網狀內皮系統（reticuloendothelial system, RES）抗力↓，袪除濕的辦法不外有兩種方式，但都是在血管方面下手，在當時的情況，如果血管、血液本身的紅血球、血紅素、O_2 的代謝低下，則組織中的代謝因之而更低，唯一的方法就是用興奮強壯劑，先使血管及血流動量代謝興奮，然後自然而然組織洩出血管外的體液自動調節吸收而全愈，我們稱此類之濕症為寒濕，前面所述的都是如此。用藥不外人參、附子、乾薑、肉桂等。第二種是組織外面水分滲溢，自然是相同的，但是血管的血流條件不同，血管中血流雖然遲緩，熱量依然更高，或因血液本有熱量，而停滯過久則更熱，或因血中 CO_2 使血管自動擴張，酸度高而熱量不得外洩，復加上外面環境組織之水分外逸，在此種條件下，當然無法重新吸收，反而更向血管外流溢的趨勢，此之為濕熱。要治療此種症狀，唯一的方法不是促進血流，而使組織中的水分加以分利，組織水分既經分利去除，血流中成分漸漸外洩而平衡，其血管中血流缺乏部分，體工及肝機能自然可以作代償，漸漸使之平衡。

　　濕溫久羈，三焦彌漫，神昏竅阻，少腹硬滿，大便不下，宣清導濁湯主之。

　　宣清導濁湯：豬苓五錢　茯苓五錢　寒水石六錢　晚蠶砂四錢
　　皂莢子三錢

濕溫及寒濕之不同，在濕溫當一邊疏洩分利，一邊促進血流，但寒濕是用直接促進血流擴大血管法，因為先要興奮代謝故不得不如此；濕溫則必先行滲濕分利，代謝非不能↑，而是受濕所抑制，濕既去除，自然恢復，故其重點在袪除負擔，不為溫補強壯，不在活血，而分利組織中餘水而達活血的效果。濕既久滯，行使之道不利，古稱之為三焦彌漫。神昏竅阻，久病神志不清，少腹堅滿，久濕臟腑運行不利，豬苓、茯苓袪濕分利，寒水石、晚蠶砂調節酸性↑，皂莢子通久鬱滯之少腹硬滿，是很愜意的處方。

　　濕凝氣阻，三焦俱閉，二便不通，半硫丸主之。

　　半硫丸：石硫黃　半夏製

　　各等分為細末，蒸餅為丸，梧子大，每服一二錢，白開水送下。

　　按大便不通，不外兩種，一種是積滯鬱結，因發熱而乾閉，三承氣之急下存陰，即是此法。另一種是腸胃力量↓，無法運化，這種型式內又分二種，第一種是體力虛弱或身體無力型，又久病而代謝衰弱，則反應須用補中益氣湯或六君子湯為底子，所謂健脾復陽；第二種是由於濕阻，腸壁無力，滯礙蠕動，則可用半夏運健，因興奮副交感神經而使腸運動，又配硫黃末吸附腸壁，促使運動，其意味與六一散之吸附腸壁以利水，赤石脂末吸收以收斂，硫黃吸附腸壁充血而分泌↑，吸附行為相同，因藥物不同，乃呈作用全然不同，赤石脂止瀉，六一散為分利，芒硝、大黃清腸中積滯，半夏、硫黃致下，目的在運健胃腸兼去積，六君子湯，補中非致下藥，而能下者，是強化胃腸機能，故而各不相同。病屬下焦，時延病久，要使大便通暢，唯有此法較為穩健。

　　濁濕久留，下注於肛，氣閉肛門墜痛，胃不喜食，舌苔腐白，朮附湯主之。

　　朮附湯：生茅朮五錢　人參二錢　厚朴三錢　生附子三錢　炮薑

三錢　廣皮三錢

　　按理此條的用藥方法，應該列入寒濕門才對，怎地列入熱濕的呢？其實藥本無溫涼，病本無熱寒，如今肛墜之原因由於濕，若用清理去濕法，恐怕緩不濟急，又補中益氣健脾法，又恐濕之不能全然分利，故乾脆用強健代謝藥中兼用大劑強力安定消化道之茅朮，強化運行之人參、炮薑，配合廣皮、厚朴，調節運行，更配合人參、炮薑直接發揮作用於脊髓，較為便捷而已。〈下焦篇〉之病，自始至終，應該記住一點，即病已久只宜緩圖，不作急求也，此條重點在舌苔腐白，胃不喜食。

第二十二節　瘧之久者，應如何治療？

（58-62）

我們再三談過，此處之瘧，絕非 malaria 之瘧，但包括西醫之瘧，以症狀論之可以包括很多種病，甚則血液病、新陳代謝病、肝硬化等等是為〈下焦篇〉屬慢性則包括的範圍更為廣泛。

> 瘧邪久羈，因瘧成勞，謂之勞瘧，絡虛而痛，陽虛而脹，脇有瘧母，邪留正傷，加味異功湯主之。

> 加味異功湯：人參三錢　當歸一錢五分　肉桂一錢五分　炙甘草二錢　茯苓三錢　於朮三錢　生薑三錢　大棗二枚　廣皮二錢

久瘧體力大↓，稱之為勞瘧，名隨便提，無所謂陽虛而痛，因大量紅血球長久遭到破壞，不管病因是瘧還是血液病，患者臉色蒼白，處於貧血狀態，乃稱絡虛而痛，陽虛而脹，其實是脇有瘧母之故，瘧母者，脾臟因容納太多遭破壞之紅血球，或機能過旺，淋巴腺腫，脾臟者，人身上可稱是最大淋巴腺之別名。故更去其瘧，先扶其正，亦即使身體強健為急務，人參、當歸大補正氣，肉桂擴張血管以利血行，茯苓、於朮、廣皮健腸胃，促進紅血球之再生，生薑、大棗非僅對紅血球具保護作用，更兼振奮加熱，蓋貧血紅血球易破壞者，未有不臉色蒼白，瑟縮畏寒者。

> 瘧久不解，脇下成塊，謂之瘧母，鱉甲煎丸主之。

脇下成塊，乃脾臟腫大，此盡人皆知，上方是應用溫通健行法，使之消彌於萬一。若不能消除，則用正主方鱉甲煎丸。

> 鱉甲煎丸：鱉甲十二分炙　烏扇三分燒　黃芩三分　柴胡六分　鼠婦三分熬　乾薑三分　大黃三分　芍藥五分　桂枝三分　葶藶一分熬　石葦三分去毛　厚朴三分　牡丹皮五分　瞿麥二分　紫葳三分　半夏一分　人參一分　䗪蟲五分熬　阿膠三分炙　蜂窩四分炙　赤硝十二分　蜣螂六分熬　桃仁二分

上二十三味，為細末，取煆竈灰一斗，清酒一斛五斗浸灰，俟酒盡一半，煮竈甲於中，煮令泛爛如膠漆，絞取汁納諸藥煎為丸，如梧子大，空心服七丸，日三服。

這是《金匱》上的一張名方，專治脾臟腫大，瘧不過是其包括中少之又少的一部分而已，我們如果儘可能細心地來審視此方，發覺它的條件是：

一、凡脾臟腫大原因浮腫是一種，必須對水分加以調節，則用石葦、瞿麥、葶藶，更因為在脅下，脅下膈上乃腹腔淋巴腺所集中之區（其理參閱《傷寒論現代基礎理論及臨床應用》），由於小柴胡湯所針對的治療，本是如此，則配柴胡、黃芩、半夏、人參。

二、使血流暢通，則酵素接觸及結合機會↑，最佳手段不如擴張小血管，更能消退鬱血、充血。乾薑、桂枝、桃仁、赤硝相互配合強烈擴張血管，要使之消炎、退充血用鼠婦（即牛勞子）、烏扇（即射干）、大黃。

三、穩定血液中成分用阿膠、芍藥、丹皮，厚朴更能防止其痙攣。

四、紫葳配合消炎去腫，蜂窩、蜣螂屬蟲藥，即是吳氏所云「蟲乃天下最玲瓏靈巧之物」，我們在〈上焦篇〉末頁時曾經詳為解釋。

五、鱉甲是主藥，君藥，其作用在使脾臟收斂，更具鈣質或竟含鈣酵素合成之調鈣蛋白（calmodulin），更附加了虻蟲亦屬蟲類之破血藥，或稱溶血劑，但藥力不及水蛭如此之大。這一味，可列在此，也可列入上條。如此則外圍環境，內在流量條件，幾乎無不考慮到，故為名方，非獨能治所謂瘧母，凡脾臟腫大病，皆可參用。

太陰三瘧，腹脹不渴嘔水，溫脾湯主之。

溫脾湯：草果二錢　桂枝三錢　生薑五錢　茯苓五錢　蜀漆三錢
炒　厚朴三錢

瘧久不愈，腹部脹大，重點已不在瘧，而在脾臟脹大之影響到胃腸消化

系統，不渴但嘔水，是胃中積水，胃擴張、胃動量差，先救此急，再行設法，草果、生薑、厚朴止嘔去濕，兼辛可健脾，恐胃運動仍不夠使之加桂枝、茯苓，尤其猛者，加蜀漆，則血行因之而利通。

少陰三瘧，久而不愈，形寒嗜臥，舌淡脈微，發時不渴，氣血兩虛，扶陽湯主之。

所謂太陰之瘧，是症狀的腸胃，少陰之瘧，則主症狀在形寒嗜臥，此類分法都是參照《傷寒論》張仲景的分類而設的，名字甚無所謂，嗜臥是精神不夠，原因是體虛亦即代謝↓，舌淡可能貧血，脈微亦復如此，古時人有，今人營養豐富，貧血若非另有他故，已很少見。

扶陽湯：鹿茸五錢　熟附子三錢　人參二錢　桂枝三錢　當歸二錢　蜀漆三錢

藥力極猛，鹿茸之增加磷化腺苷三磷酸（adenosine triphosphate, ATP）使之有力，熟附子之烏頭酸（aconitic acid）在醣代謝的克式循環（Krebs cycle）中是不可或缺之一環，故能強心、強力興奮代謝，人參對蛋白質的製成↑，RNA 合成促進作用↑，當歸補充血紅素而鎮靜，桂枝、蜀漆活血溫中，乃補中的大補藥，以救末傳之症，非設此大手筆不可。

厥陰三瘧，日久不已，勞則發熱，或有痞結氣逆欲嘔，減味烏梅圓法主之。

厥陰即兼神經性者，凡兼神經性的病症，無不兼及於腦，腦卻非主要的標的，蓋非真正的腦性病症，由腦及身軀相連的頸卻是真正重要的標的，欲顧及頸及咽喉，則食道及胃腸必一併作考慮，否則單線治療如西醫法，則治即效，藥停又發矣。

減味烏梅圓：半夏　黃連　乾薑　吳茱萸　茯苓　桂枝　白芍　川椒　烏梅

中之烏梅本為胃多酸而設，黃連、乾薑、吳茱萸協同佐以安胃，桂枝、白芍、川椒、茯苓溫中、安中，分利安中，興奮性溫中，則胃先安，咽喉因胃安而不上逆而得安，厥陰神經症候即可消除，此種辦法在腸胃，熱病末期消化酵素不能反饋時，用之有效，其他各種病，尚待商榷。

第二十三節　痢之久者，又應如何治療？

（63-77）

　　酒客久痢，飲食不減，茵陳白芷湯主之。

　　茵陳白芷湯：綿茵陳　白芷　北秦皮　茯苓皮　黃柏　藿香

　　飲食經久痢卻不減，嗜飲酒者，可知酒為其最大因素，因其嗜酒，尚未影響至肝，代謝已然不差，消化酵素分泌亦未受影響，當然胃納不減，一切如常，不過並非沒有變化，肝機能及腸子的吸收機能已漸漸不良，如果照現在醫學方面去檢查一番，恐怕不會全然無差了。古時只靠症狀，當然認為尚無大礙，不過開始之初即開此方，乃使症狀全然改觀，亦一法也。茵陳、茯苓皮分利去濕，秦皮、黃柏本為痢疾消炎之劑，久痢非痢，不過滑利而已。藿香芳香健脾促進吸收，白芷配合穩定中樞神經，興奮之而協助藿香以去濕，方子簡捷有效。

　　老年久痢，脾陽受傷，食滑便溏，腎陽亦衰，雙補湯主之。

　　雙補湯：人參　山藥　茯苓　蓮子　芡實　補骨脂　蓯蓉　山茱萸　五味子　巴戟天　菟絲子　覆盆子

　　我們前面早已說過，老年人的腸胃先衰弱，尤其腸的條件已漸漸與年輕人不同，老人久痢，代謝大↓，本來生機已趨衰弱，脊髓機轉，神經反射，酵素反饋，內分泌反饋都已大為低下，如果久痢就相當嚴重了。蓋老年人本來健康↓，若有稍進不適合之物即可下痢，況久痢乎！如此只必須大舉興奮滋補之，才能應付於萬一也。若非久痢，有時一瀉以清前積，倒未始不是福。但老年人久痢，必然禍不旋踵也。故以人參、山藥大補氣運，茯苓、蓮子、芡實充實電解質及酵素所作用之受質（substrate），巴戟天、五味子、菟絲子興奮滋補脊椎神經使之略呈活化能控制腸運動，覆盆子、補骨脂、蓯蓉、山茱萸對末梢血管神經加以調節，亦不失為良方，吳氏的意思稱雙補者，脾腎也。

久痢小便不通，厭食欲嘔，加減理陰煎主之。

加減理陰煎：熟地　白芍　附子　五味子　炮薑　茯苓

痢本是腸子病，尤其是腸子後半段，由迴腸、結腸而至直腸一段不正常而產生的症狀，與消化道上段關係較少，厭食欲嘔是胃的問題，小便不通因久痢，則大便常從肛門而洩，水亦隨之而洩；當分利入腎臟的水分↓，則小便不利，人身實是由流體、流相所構成，外表成一定狀態之物體；更進一步深入解說，乃是由酵素，結合電荷電流全身流轉不息的物體，不拘前者所說的是形態的硬體，後者所述的是微觀，是軟體，其為流動量之物體，是流體，倚流動而存在是無可否認的事實，不獨人體，天下任何事物，大至宇宙，小至原子，無不是內為流體、流速絕大而構成外觀似靜的有形式之物，狹義的名字便稱為固體；流體，當然也是液體，往往擇其最易流暢之管道而流通，有時候更可成一往不返之局，例如灑水於地下，分成數支流道，其中某一支特別易流動，則其他幾支流而不暢，易流之流道則長驅直入，愈流愈長，此即泉水，河流發源的成因，電流恆就電流低處流動，理由是一致的。如今水分連大便一併而由肛門而出，成易流管道，小腸中吸收水分入腎之管道便不利，故云小便不利。此雖是泛泛之論，設再配合目前的病症，就可以得到極為澈底的觀念，用白芍、茯苓分利，安定小腸，附子、炮薑興奮腸動量，熟地配白芍作補益營養，五味子酸斂止瀉，則腸中的水分自然吸收，小腸分利入腎臟之水分自然增多，小便即利，附子、炮薑、茯苓更能興奮胃神經，胃得安定則不嘔，胃與腸均已安定，小便自然無由而不利。

久痢帶瘀血，肛中氣墜，腹中不痛，斷下滲濕湯主之。

斷下滲濕湯：樗皮根一兩炒黑　生茅朮一錢　生黃柏一錢　地榆二錢五分炒黑　山楂三錢炒黑　銀花一錢五分炒黑　赤芩三錢　豬苓一錢五分

久痢則知炎症情形已↓，緊張↓，抑制↑，屬慢性stress，腹中不痛即是

此原因；但為時已久，組織久呈刺激而麻痺及缺乏彈性成弛緩現象，則痢下物中帶血，肛門氣墜，亦是此原因，樗根收斂水分具消炎作用，茅朮祛濕實則安定腸子去其浮腫，地榆、銀花對消炎退充血而發，赤苓、豬苓對浮腫主重調節水分而設。

　　下痢無度，脈微細，肢厥不進食，桃花湯主之。

　　此實是下痢已極將脫之候，桃花湯此方具強心收斂之功用，而且直接對腸段發生作用，非如此不足濟事也。

　　久痢陰陽氣陷，肛墜尻痠，地黃餘糧湯主之。

　　地黃餘糧湯：熟地黃　禹餘糧　五味子

　　氣虛是腸動量↓，肛墜，因腸子動量↓，易下垂產生壓力，則肛門因上之壓力，下又久痢，焉得不墜；墜之久則尾閭骨緊張，焉得不痠痛；地黃不過是約略增加營養在其次，原則是久痢，水分、體液、電解質，尤其鈉、鉀及醣分大有變化，以地黃緩和之，非糾正之，但以禹餘糧此物與赤石脂有異曲同工之妙，糾正之不使之痢，以五味子收斂，非獨糾正局部性的腸瀉下，更能興奮中樞大腦、脊髓，加上調節作用，助其一臂之力。

　　久痢傷腎，下焦不固，腸膩滑下，納穀運遲，三神丸主之。

　　三神丸：五味子　補骨脂　肉果

　　久痢使大腸腸壁變性生滑脫，內容物一旦經過，不再有任何吸附作用，為增強此效果不使滑脫方式很多，如今更是一法。五味子、肉果（亦即肉荳蔻）同為興奮大腦劑，中樞性興奮之外，五味子酸澀對腸壁具收斂作用，肉荳蔻芳香對胃腸具健運功用，外加補骨脂輔助肉荳蔻的健運，更助五味子收斂，方子藥味雖然簡單，功效的確不凡，但是太簡單了些，可以用在處方中作一但特殊須要而用之，若全獨當一面，究竟力量小了些，這不但是這一張方子如此，以前幾張方子亦復如此，可但插入用，不可原方照抄，食而不化，

獨當一面用，真正用藥之標準在於對病的機轉演化熟悉，更對病人的條件瞭如指掌，則可得心應手。否則去道遠矣，即使單憑生化實驗、電腦斷層攝影（computed tomography, CT）、X光、超音波，甚至開腹檢查，未必能全然把握，此所以與諸君共勉者也。

久痢傷陰，口渴舌乾，微熱微咳，人參烏梅湯主之。

人參烏梅湯：人參　蓮子　炙甘草　烏梅　木瓜　山藥

久痢，電解質變化，內分泌反饋均大↓，胃液胃中酵素兼及腸之分泌液變質，不克反饋刺激口腔中的唾液健全及調理為主，積滯處大↓，口焉得不渴，舌焉得不乾，首要者為刺激胃分泌，使之正常，烏梅、人參是非用不可，如此口渴舌乾，微熱微咳，可以少瘥；蓮子、山藥、炙甘草兼補而止瀉，更能調節醣之吸收及代謝，配合甘草之護胃，木瓜健胃之外，更能調節因脫液之後的轉筋。

「痢久陰陽兩傷，少腹肛墜，腰胯脊髀痠痛」是實在話，其他只能由它去了。少腹肛墜是因下痢很久，由於肛墜連及腰胯，脊髓均痛，此病必然已經拖延很久，而且波及範圍漸廣，情況愈來愈嚴重，不用些大補藥，實在無法收功，其重點當在脊髓而不在肛墜矣，因肛墜已久，治肛墜，甚無謂矣。

參茸湯：人參　鹿茸　附子　當歸　炒茴香　菟絲子　杜仲

人參大舉增強體能，增加蛋白，使 mRNA、tRNA 賦活；鹿茸增加磷化 ATP 能量；附子大舉興奮代謝，當歸鎮靜神經兼具潤肺生血；菟絲子、杜仲鎮靜脊髓；茴香芳香健腸；人參、鹿茸與附子大舉興奮脊髓加以能量；按理加黃者應該更好，何以吳氏不及於此，實百思不解。

久痢傷及陰厥，上犯陽明，氣上撞心，飢不欲食，乾嘔腹痛，烏梅圓主之。

烏梅圓：烏梅　細辛　乾薑　黃連　當歸　附子　蜀椒　桂枝　人參　黃柏

醫生之稱高手唯有識症選方，吳氏自不愧為一代宗匠，久痢，便是下痢已久就可以，不必多言，從久痢的機轉及其所以發生的症象，深思明辨，得知其互相連帶因果關係後而處方，自然是高手。名字本無常，現代西醫，名字特多，而中醫名字雖不若西醫之多，但是轉過來，反過去，弄得病還來不及著手，自己卻已弄得糊塗了，久痢傷及厥陰，又上犯陽明，其實氣上撞心，飢不欲食就可以了，厥陰也好，陽明也好，不去理它，反而眼不見為淨。因久痢而影響體液，及體液中的電解質，又因久痢而體質漸趨衰弱，原因是肝機能大↓，蛋白質製造↓，酵素轉化↓，於是心搏力大大衰弱，恰如休克以前心臟搏動極快的心室性心搏過速（ventricular tachycardia），是臨命之前兆，此則情形雖不似如此之嚴重，但亦好不到哪裡去了，心跳速為病人自覺，氣上撞心，則交感性興奮極矣，交感性神經大為↑，根本腸胃遭受抑制，則那來食慾，乾嘔腹痛，腸動量不正常，更且是氣上撞心的後果；如此危候，不用大劑人參、附子無法強心，挽回於萬一，故而人參、附子，氣上衝心，除了人參、附子之根本穩定心臟搏動之外，更須穩定喉頭、食道之血管運動神經，不使之充血，如上則上逆之勢再更穩定，此則川連、黃柏之可以消炎不使之充血，乾薑、桂枝、蜀椒之所以興奮血管運動中樞兼安胃不使之嘔吐，烏梅調節胃之分泌，細辛具一過性麻醉，先暫且急救，以後再緩醫之。

　　休息痢，經年不愈，下焦陰陽皆虛，不能收攝，少腹氣結，有似癥瘕，參芍湯主之。

　　參芍湯：人參　白芍　附子　茯苓　炙甘草　五味子

　　休息痢經年不愈，實在已經非瀉利之症候了，是腸子過敏，一般過敏性疾病以上氣道、腸子及皮膚最多，休息痢是時愈時發，症候似斷似續，如有休息，故得此名；最要緊須調節而非治痢，人參、白芍調節腸胃，茯苓、甘草分利水分以制過敏，附子、五味子健運心肺兼顧腸胃。

　　噤口痢，左脈細數，右手脈弦，乾嘔腹痛，裡急後重，積下不爽，加減瀉心湯主之。

加減瀉心湯：川連　黃芩　乾薑　銀花　查炭　白芍　木香汁

　　此病本屬神經性，故右手脈弦硬，左脈細數，就脈的現象來講，按理跳動起源在心肺，左右手應該一致才對，否則雖然相異，亦不致於南轅北轍到如此地步，那麼何以有此現象呢？因為此病之發有如腦中風（cerebrovascular accident, CVA）之中風，故連口都不能開，其病灶（lesion）的癥結似在右腦，故左面受抑止，而右側脈搏反顯代償性的弦緊，雖然如此緊急，但當無真正的 CVA 發生，不過其血流相關及條件的確與 CVA 之血栓（thrombus）相差不遠，若用大量芳香之劑以通利血管，古人有芳香健脾更兼開竅，或可療之於萬一，所以木香用汁，其力量較木香本藥力量要峻猛不少，更用人參、附子強心，芍藥安腸；有 CVA 之勢，而無真正 CVA 之發生，其血流相之改變，完全由於骨盆腔壓力大盛，不幸影響尾骶骨副交感神經，上在頭，下在尾骶及肛門處，即腦神經（cranial nerve）及薦椎與尾骨神經（sacrococcygeal nerve），同屬副交感神經分布處，一處受強烈刺激，則消長另一處，雖然一在頭一在尾，在解剖學上講，似乎相差很遠，毫無關係，實則不然，因為神經之傳遞，前已詳細解釋過，以液態神經為主要工具，非屬真正司傳遞之神經，這種發現，我們以前述及 substance P 經過各處，由各種酵素切割成多肽（polypeptide），循血流而流至相同反應之處，則發生相同反應。這種情形很像十九世紀最強盛的大英帝國，號稱國旗恆由太陽普照的日不落帝國，其中心處在英倫三島，殖民地有加拿大、南非、澳洲、紐西蘭等，中間由海分隔並無連繫，但文化、政治、經濟無不息息相通，液態神經 substance P 以大腦為中心，以血流為海洋，由酵素（enzyme）切開，由各部多肽為船隻，雄踞七海，亦即暢流於血液中至其相同作用之處，則發生相似之現象，此所以針灸一直不能理解的原因在此，惜一般人不去研究而已，其理深奧，非深思明辨者無法窺出其奧也。今之噤口痢即為一例，發作在下，形成症候在上之機能非無因也。銀花更稍緩解血液之炎症，相配用之，巧合天工，如炎症在上，腹痛在下，則更用強烈消炎的白頭翁湯即可。

噤口痢，嘔惡不饑，積少痛緩，形衰脈弦，舌白不渴，加味參苓白朮散主之。

加味參苓白朮散：人參二錢　白朮一錢五分炒焦　茯苓一錢五分　扁豆二錢炒　薏仁一錢五分　桔梗一錢　砂仁七分炒　炮薑一錢　肉豆蔻一錢　炙甘草五分

共為極細末，每服一錢五分，香粳米湯調服，日二次。

凡痢本均出於下焦，《內經》云下病形諸上，上病治於下，從左引右，從右引左，聽起來很玄，如今經過前條的解釋，自能釋然矣，針灸之理亦復如此。當年之英帝國條件很相似，是以機能連繫，非實質的以國土相連繫，英國與其殖民地之間並無鐵路、橋樑的連繫，則針灸之傳遞又何須一定要神經、血管。十九世紀假如英倫三島崩潰，則英國亦崩潰，我人頭腦假如受麻醉，則針灸當然無效。本條與上條不同之處是上條性急而純屬神經性之杯葛，此條較緩，神經性屬次。腸以上之小腸、胃為主，是代謝性、解剖性、生化性為主。人參、茯苓、白朮之健運腸胃，促進吸收；扁豆、薏仁、砂仁、桔梗之去濕助消化；炮薑、肉豆蔻之興奮以利消化及血流之進行；甘草安撫腸胃，是相當不錯的加減方。

噤口痢，胃關不開，由於腎關不開者，肉蓯蓉湯主之。

肉蓯蓉湯：肉蓯蓉一兩泡淡　附子二錢　人參二錢　乾薑炭二錢　當歸二錢　白芍三錢肉桂湯浸泡炒

水八杯，煮取三杯，分三次緩緩服，胃稍開，再作服。

噤口痢本為神經性原因，上已述之甚詳，由於胃關不開者，說說而已，最主要仍是久痢蛋白質↓，蛋白質為神經緩衝，以及抗過敏、內分泌反饋作用，酵素之形成，各種物質所必須的基本物質，如今因久病而↓，骨盆腔壓力又↑反射，無蛋白之緩衝作用，緩衝液（buffer）之調節，加以各內分泌久病而失職，非但對神經細胞膜不產生作用，反生反饋失常的負作用，前已述

之甚詳，故而下痢不暢壓力驟增，上波及神經，口噤兼胃同時緊張，欲使之弛緩，先減輕骨盆腔壓力之↑，當緩和地通順大腸，漸漸使大便排出則重用肉蓯蓉，更以人參、附子興奮代謝作動力作用以推進之，仍患其力不夠幫助潤滑腸壁，鎮靜腸神經亦不失為一法，故加當歸、白芍，又恐白芍力不夠，若力不夠，在久病之患者，怕發生負作用，或因著力不夠，反竟抑止，故不容許有間隙餘地，乃助之以肉桂加乾薑炭略事興奮，必可竟其全效，處方之精，無出其右，單憑空想無益處也。如此之方，臨床經驗之豐富，亦一大因素。

第二十四節　燥分急症及慢性兩種

（78）

　　燥之機轉在〈上焦篇〉中已述之甚詳，但多數為暴來之症，若延之日久，乃成痼疾，於〈上焦篇〉中已交待清楚，今下焦之燥不同於上焦，乃漸漸生成，多年由於身體衰弱、年紀老邁、蛋白質缺乏，尤其是膠原纖維（collagen fiber）所含的硫氫鍵蛋白，人之所以衰老，自膠原（collagen）結締組織開始，原因由於廢物之排泄↓，代謝因之而不振。吳氏所撰之大生膏均為味厚膩濁臭之物，實則其中含很多的硫氫鍵蛋白，又恐腸胃衰弱，經不起如此厚膩之蛋白質，肝機能無法一時能勝任愉快地分解，更加興奮蛋白劑，我們試看他的所述：

　　　　燥久傷及肝腎之陰，上盛下虛，晝涼夜熱，或乾咳，或不咳，甚則痙厥者，三甲復脈湯主之，定風珠亦主之，專翕大生膏亦主之。

　　蛋白質之↓，神經質↑者乃蛋白質所構成刺激之緩衝功用↓。噤口痢之成因，前一節已經有詳述，因無緩衝功用之原因多半屬硫氫鍵之不足與各種被破壞、被分解蛋白質所生之自由基（free radical）無法結合；因為自由基不成游離狀態，則對細胞的酸化作用亦即氧化作用（oxidation）↓，細胞膜（cell membrance）得以保全不受損害。今則久病，此種機能↓，故神經呈緊張狀態，若有危險病症、刺激發生則成一復而不返之局，於是死亡。故以三甲復脈湯、定風珠等藥物先求其神經安定免生痙厥，除方中之鈣蛋白及調鈣蛋白（calmodulin）之外，更加定風珠之硫氫蛋白之外，如要大劑長期應用，則非用高蛋白物不可，大生膏乃應運而生。

　　　　專翕大生膏：人參二斤（無力者以製洋參代之）　茯苓二斤　龜板一斤另熬膠　烏骨雞一對　鱉甲一斤另熬膠　牡蠣一斤　鮑魚二斤　海參二斤　白芍二斤　五味子半斤　麥冬二斤不去心　羊腰子八對　豬脊髓一斤　雞子黃二十圓　阿膠二斤　蓮子二斤

芡實三斤　熟地黃三斤　沙苑蒺藜一斤　白蜜一斤　枸杞子一斤
炒黑

上藥分四銅鍋，以有情歸有情者二，無情歸無情者二，文火細煉六晝夜，去渣，再熬三晝夜，陸續合為一鍋，煎煉成膏，末下三膠，合蜜和勻，以方中有粉無汁之茯苓、白芍、蓮子、芡實為細末，合膏為丸，每服二錢，漸加至三錢，日三服，約一日一兩，期年為度，每殞胎必三月，肝虛而熱者加天冬一斤，桑寄生一斤，同熬膏，再加鹿茸二十四兩為末。

此方用藥複雜，為一組一組連續相合而成，血肉有情之動物蛋白，及無情的植物蛋白，濃汁煉之，畏其如上述之不能吸收加人參及各種無汁研末之物，所謂肝虛而熱，實則氧化代謝之不能調節，麥冬、桑寄生清理血液，陰分之熱自然消除；如力量再不夠則直接加磷化物增加ATP、鈣蛋白及內分泌，今者能兼具產生天然合併之力；最宏大者莫如鹿茸，故加大劑二十四兩也，慢性之燥原屬蛋白不足，更因蛋白不足，緩衝反應（buffer reaction）不夠，精神、神經因內分泌失常生不正常之反饋，營養之差，神經虛性興奮，則成枯燥之燥，是乾枯之候。若要使枯燥之木滋潤復生，在人體滋血肉之軀，自非此不可。

附錄
從現代高深醫學發展中對中國醫學的再認識
為答新加坡西醫界說黃連有毒辯

（本文脫稿於 1981 年 9 月，刊於新加坡同濟醫院醫學年鑑）

　　醫學乃大學問，其程度之深，並不遜於理工，且有過之而無不及，但縱觀理工之發展，醫學遠瞠乎其後，其原因雖然是基於倫理、道德、法律等觀念不能以人體作試驗為藉口，實在與治醫者之心態頗有關係；攻讀理工之士可以細心觀察，更能精心設計，但是醫學所面臨的問題，即使細心而得的現象，尚且不能充分瞭解，更妄談設計矣，又因情勢急迫，病人躺在床上，急求治療，醫者仁人之心不管你是否是濟世救人，或者想圖厚利總以治愈病人為最大目的，於是急不擇待，為西醫者首先要問有何特效藥，而中醫更熱望於尋求秘方，在如此情勢中，要求醫學之進步，實在難之又難，故要求發展與突破必須先精究基本醫學，暫且不以治病為原則，以對病情瞭解為主要任務。然而，研究基本醫學的又都是學者、教授，研究題目又極為專門而精細，本身既作醫生，無從直接地獲得證據與瞭解。臨床與研究，雙方脫節不能起聯絡作用，乃使醫學之進步雖云一日千里，比起理工方面的成就，便相當牛步化了。長此以後，枉死、冤死者眾，天下蒼生奈何！再回顧我們臨床的基本醫學無非解剖、生理、生化、病理、藥理等學問，這些在醫學院能談到的科目，除了生理、生化、藥理尚能對人體作些活性研究之外，解剖、組織、病理都是形態上的學問（morphology）沒有理由可談，而藥理學所講的都是些現象（phenomenon）所知理由有限，無法貫澈瞭解。而今讀的書本既有如此破綻，治療自然往往不如理想，動物實驗所得的結果又與人體不盡相

同，臨床治病各種手段和藥物又不能澈底控制病情，只能用調查和統計的方式，成效以百分比表示之；統計學固然可以做參考，但絕非對事實可以絕對瞭解的手段。藥物在體外試管（*in vitro*）中所得之結果，在體內（*in vivo*）不一定得到相同的結果，有時可能效果絕對相反，或因某藥用之而有效，頻頻長期使用則副作用百出，治療比不治療更差，輕病偶然會換來重病、不治之絕症。以上種種事實，如果我們做醫生的，還有些良知良心，能不慚愧。以我們的地位而論是相當崇高，得到一般社會人士之尊敬，而我們的醫學則是，此病目前無治療法，那病預後不良，這病原因不明，否則就是開刀（operation），開刀的後果有的固然是全愈了，有的反使病人加速死亡，不需要的濫開刀（unnecessary operation）不可勝計。使人死亡倒還罷了，一死萬了，有的變得不死不活，終生遺恨。我們應該反省懺悔，哪裡還敢妄自尊大。七年醫科大學所造就的醫師，不過如此，外人不知真相，我們總該有自知之明罷，在大量的書本壓力之下，我們盲無目的地死啃死背求得考試的通過，我們的思想麻木了，我們不敢大膽地假設，在治療上，我們循規導矩（注意這些規矩天天在變，不一定正確）不敢越雷池一步，我們儘可能用 X 光、化驗（laboratory）、血管攝影（angiography）、活體組織切片（biopsy）以求診斷的確實，使病人受盡折磨和痛苦，一旦診斷確定了，又沒有治療的辦法，而且也想不出其他辦法，天天滴葡萄糖、用鎮靜劑、打止痛針讓病人躺在那裡等死，再不然就趕他出院，美其名云回家休養，但病人是人，不是動物，和我們同樣地是人，可能才智能力比我們更高的人，只是不懂醫而已。螞蟻尚且偷生，更何況萬物之靈的人，在絕望中有求生的本能更有求生的權利，於是不得不去請教中醫。在我們驕傲的眼光中（實在我們連慚愧都來不及，更談不到驕傲）他們是郎中，非常落伍，不值一顧（但請注意中國醫學以前是東方的正統醫學，絕非中古歐洲的巫醫和非洲的土醫可以相比）。然而好像上帝並不偏袒我們，有時候反而被他隨便處方，用些草藥治好了，當然我們不太愉快，為了維護我們的尊嚴和崇高的地位，我們就說這病本來自己會好的，這不過是巧合而已（但請不要忘了，病人先是請教我們的，我們

治不好才屈就他們的），甚且變本加厲說他們的藥物有毒，其實他們用的無非是樹皮、草根，像蔬菜、果子樣的粗東西是巨分子（macromolecular）藥物，有時可作食品，有些根本就是食品的佐料，譬如當歸鴨、人參雞、枸杞茶、枸杞子煮豬腦、淮山藥四神腸子湯，中毒的機會真是少之又少，反看我們的藥物都提煉精品，不知道比他們的毒上幾百倍，醫院裡用藥中毒的案件、診斷錯誤的案例比比皆是。我們保留了他們的病歷表、檢驗單、X 光片，這些資料都是令病人付錢而我們再為之服務的，病人雖然付了錢，但是不可以拿走這些東西，由我們保持秘密，將消息封殺，在開病理檢討的時候，當然像古時候的官官相護一般，可稱醫醫相護，個中種種，自然不足為外人道矣。復次我們向自己臉上貼金，我們是專業醫師，學的是正統醫學，我們有足夠的智識用我們的藥，他們沒有這些條件當然不可以用我們藥，但是我們沒有讀過他們的書，亦不知道他們所說的自古以來數千年的經驗用法究竟如何，我們想了一二個特例案件，連統計的資格都沒有，我們就可以下令不許他們用他們應該用的藥，據說是有毒，研究如何、毒法理由為何一概不問，有毒就是有毒，不許用就是不許用，因為我們具有正統的招牌，就是這種普天下都行不通，也要硬吃硬行得通的權威，說了就算數，實在也太專斷了。法律之前人人平等，真理之前豈但人人平等，世界萬物都應該物物平等，這豈但變了貴族，更升高變成上帝了。其癥結之所在，實在由於彼此不瞭解造成的誤會。

　　我們醫生乃高級專業知識分子，其中不乏才俊之士，凡是其有創見，能獨立思考的人，對正統醫學的治療，客氣點來說，是不盡令人滿意，故凡懷學深思之士，有時候為免同僚的譏笑，也曾偷偷地私自研究些中國醫學，但是滿紙陰陽亂七八糟，真是不知所云，於是不得不望之而卻步，更有眼光較前進，思想較公正之士，認為中國醫學一塌糊塗，中藥則有不可思議之效，乃大舉研究中藥、作動物實驗，其用功之勤，確實使人非常佩服，但以白兔、老鼠等小動物，用中藥單位的提煉劑及濃縮劑作試驗，所得之結果，不是先興奮就是後麻痺，最後死亡，所見效果不多。自民初迄今已有數十年的歷

史，成效不彰，後將中藥用成分分析，分子式大得嚇人，根本無法分析，有效成分似乎又不多，又不禁悵然而嘆。平心而論，其偏差之發生，毛病就出在中醫無效、中藥有效的前提上，中藥絕對有效，但不是這種研究法，這法子太膚淺了，屬於經驗藥學派（empirical pharmacology），以我們現在生物化學的知識尚且不逮，更不要談當時那一個蘿蔔一個坑的辦法了。至於中醫無效論則更為偏差，若說真的中醫無效，那麼針灸並不用藥，此道在尼克森（Richard Nixon）未至中國大陸發見之前，還不是被人看得一文不值，如今卻好運當頭，大家爭先恐後的學習，連我們正統專業的醫師又何嘗例外。由此可見，中醫應該與中藥同樣重要且更值得研究。因為中藥之用非單味藥乃方劑之配合，其組成淵源於中國醫學數千年的理論與經驗，是症與病密切配合推斷的結果，如對之無深切的認識，無法窺得個中妙處。

在中國方劑上用藥量普通不過二三錢乃至五六錢一兩的粗製生藥，數種藥一併使用。而今用強力提煉濃縮之劑又為單味藥，其致死劑量（lethal dose）遠較於中醫開方給病人吃的劑量高，又用之於體積小的小動物，不死何待。我們大家都知道咖啡無毒，假使用一瓶十二盎司的咖啡精，著人一口氣飲用下去恐怕不死也要到醫院去洗胃，不單是咖啡，任何食物都是如此。這種實驗對學理沒有幫助，令人不得不懷疑任何食物如果過量大吃統統有毒，因為你一口氣吃半斤白糖，必生糖尿病，蓋體中的糖不能如此過量吸收，必由尿中大量排出，說不定尚有其他變化，因為是人，不是動物，不能將之殺死解剖，如果再吃半斤鹽，不死也要半死，故此類實驗非但與事實不符，更與常理矛盾，效果之差，自在意料之中。

更有些有心人士中醫藥亦讀，西醫亦讀，曠日時久，所得的代價是知道中醫如何說如何用藥，西醫又是如何如何云云，兩者風馬牛不相及，結果好似駝子摔跟斗，兩頭不著實，中醫不靈，西醫也不精，只能稱中西雙拼，於事何補？但用心良苦殊為可惜。雙方有志者之努力，處處失敗，令人失望之餘，西者自西，中者自中。也有人認為雙方體系完全不同，勢難通融，寧可抱殘守缺，中醫中到底，為人治病，也有績效，管他什麼學理學說，一概不問，

笑罵由他笑罵，行醫我自為之，死守到底，坐等消滅。悲憤壯烈，倒也不愧是個君子，但是很難做到，因為中醫書實在不好讀。沒有豐富的臨床經驗絕對無法達此目的。不能自喻何以喻人？繼承無人，及身而終其道，古代名醫大半如此，令人為之廢卷而嘆！

　　在如此愁雲慘霧之下，有心者不得其門而入，不諒解者步步設險，處處伏下殺手。不但坐觀成敗，更希望將中醫斬盡殺絕，讓先前一輩的做一代完人，不再有繼承者。說來可憐，中國文化中最前進、最光明、最能勝過西方的實在是中國醫學。而今中國文化，吾人都竭力提倡，諸凡畫、音樂、雕刻、陶器，甚至平劇、地方戲，統統有其偉大獨到的價值，就是語不及中醫，與醫相近的坐功、太極拳、禪道也大行其道，中國文化統統起飛，只丟下這最精彩，最是先人智慧結晶的中國醫學，成為孤兒，非但不理不睬，還要踢他打他，與他有殺父之仇，不共戴天，務必使之粉身碎骨而後已。何也？因為中國文化，文化者讚賞而已，此事已成過去，過去的事一旦過去，絕不能重返存在，所謂往者已矣！我們不再穿古裝，不再建造宮殿式的建築，略為點綴一番發思古之幽情，顯得我們的優雅，對本身並不發生利害關係。中國文化中唯一不屬往者已矣的過去，而今依然存在，有關民生國計者為中國醫學，如果也能讓它消滅而成過去，成為中國文化唯一缺位的候補者便可盡善盡美，也值得我們來提倡一番。以上所述我們的行為，是部分基於剛才講的理由，然而我們不妨設想一下，萬物之存滅有其理，中國醫學至今依然存在之原因，蓋仍有其價值及治療效果，當然仍有其優點，設為大雅君子，我們仍可以憑弔古聖古賢的睿智於前，我們更能使之融合連繫啟發光芒萬丈。如今新醫學者的驕傲與偏見，不加思索地摒棄一切，舊醫學者之教育缺乏系統及改進而已，西醫所罵、所輕視者是以中醫界中的不肖者為對象，所見到的都是缺點，對中國醫學的優點，還不十分瞭解，中醫高手（此處所指是對《內經‧素問》、《傷寒論》、《溫病條辨》等古醫籍有確實研究，臨床心得之人士絕非市上一般「腎虧」專家、祖傳秘方那些騙人的郎中，西醫所痛恨的就是那些人，此輩混跡在中醫的行列中，與賭場的郎中一樣只能稱醫騙，更

不得稱醫生，非但醫師對之深痛惡絕，社會人士亦應該對之嚴厲制裁，中醫今天所以弄到如此地步，並非西醫致之，實在是這般人的「功勞」）。其思慮之精深，其處方之靈活，他們的治療效果遠勝現代醫學，有些尚未得到證明但已見端倪；有些已得到確實的證明，但不能用現代醫科的教科書中各種條件說明之，因為醫學院各科目較為淺顯，可以令人背誦，以便將來做醫師之用，不能讓人去思維、去啓發的，所以不能連貫。但事實總是事實，任何學說和理論如果與事實不符則必然尚有未知數，中國醫學治療價值之優秀漸為世界所認知，日本的漢醫更顯活躍，發展蓬勃，當今日本漢醫名家如矢數道明、山田光胤、相見三郎等都出身醫科大學得過醫學博士的學位，他們卓越治療的成績震驚了日本社會，唯一缺點即無法解釋其理由，只能套用古代的老法子、作處方的標準而已。如果我們對較精深的學問稍加涉獵，我們的改進由結果可略知原因，由原因而得到更優良的結果，可以飛躍的發展。中醫學極精深，必須參考：血液動力學（hemodynamics）、分子生物學（molecular biology）、神經生化學（neurobiochemistry）、蛋白組合之理論（theory of probability on protein synthesis）、細胞膜之構成及作用（structure and function of cell membrane）、微血管循環學（microcirculation and microrheology）。

　　這些精深的學問與現代臨床脫節，醫師們不感興趣，中醫處方治療組合精細，尤其醫藥合一，處方要很靈活，藥味要相配得當，對自己的治療要有較具體的解說，非經常參考不可，要強調的不是死背，而是要悟，但看研究這種學問的專家學者，他們默默耕耘，不求人知，具有學者的風格，對不能確知的事物，從不妄加批評，現代醫學的成就，是他們研究的心血和成果。他們從來沒有攻擊中醫，拼命反對中醫、罵中醫的都是些臨床醫師。由此可知牽涉的都是些人事困擾，並非學問本身的問題。現在讓我們看看百年甚至上千年前中醫經典所述的句子以及對我們的啓發，如果我們已經發現了，我們不得不佩服中華民族智慧之高，如果已露端倪，我們好好利用，續求發展，如果尚無頭緒的，反覆思考更求新突破。

一、腦為奇恆之府下繫女子子胞

中國醫學沒有腦的觀念,很少提到腦,當然作夢亦想不到有神經。在《內經》中唯一暴出一句奇語大概是如此,腦在人的頭殼,即所謂頭腦是也,子胞即女性的生殖器,包括子宮、卵巢等等,在解剖學上看來一在頂一在底有何相關,但在內分泌學上(endocrinology)腦下垂體乃一切內分泌之祖。現代教科書亦已論及,其發現的歷史不過四十多年而已,所謂甲狀腺刺激荷爾蒙、黃體素、濾泡刺激素等等,古人千年以前即已論及此跡象,絕非穿鑿附會,一看便明白。中醫對婦產科病的用藥亦復如此,四物湯的當歸、川芎作用在頭部,亦作用在子宮、骨盆區。逍遙散、柴胡枳殼,中醫講是升氣作用,實則與鎮靜大腦神經調節自律神經有關,作用的機轉是鎮靜中樞神經在某個場合間接地可以擴張末梢血管,並不單用血管擴張劑那樣效果明顯,但在情緒不定、精神緊張的時候,單純擴張血管劑,便沒有如此完美了!

二、破血即所以止血

這並非《內經》的句子,但為中醫學常用的觀念,乍看來,此話非常奇怪,止血之道以目前所知,應該是血小板以及血漿中的十二個止血因素,配上鈣以及纖維素使之成血栓,血塊才可使血液黏結產生止血的效果;如果用藥破血豈不愈用愈糟。殊不知出血之不止是由於血小板在血液中減少,例如產婦羊水侵入血中血小板與之大量結合,血液中血小板既然大降,甚至可以無血小板故稱黏血纖維素下降(afibrinosis),但此為可逆性者(reversible),如果用破血亦即溶血劑,則血小板仍可釋發出來產生作用。更尤進者,血小板血清的十二個止血因素如果沒有紅血球存在,無論在體外、體內都經過實驗不能發生止血作用。止血的能力須由紅血球中的二磷酸腺核苷(adenosine diphosphate, ADP)在紅血球破裂後釋放出來,或紅血球的 ATP 轉化為 ADP,才能使血小板有力量發生止血作用。中醫學中根本沒有這些高論,但是在用藥方面,其方劑雖根據上述的原理,然而方方不同,在類症治裁中止血之方,亦即所謂血病之方不亞於有數十張。在不同的環境,用不同的方,

都有其不同的原因。各位可以自己參考反省，這裡篇幅有限，不作詳述了。

三、邪之所湊，其氣必虛

　　此為《內經》的名句，聽來非常簡單，氣也虛也空空如也，真是不知所云。這必須有臨床經驗補之以參考原理方可頭頭是道。有些中醫師一再強調西醫是局部性，中醫治療的可貴在於整體性，其實中醫比西醫更注重局部性，拿溫度計所得到的熱度是綜體性的，實則人體臟器中的溫度各不相同，以肝的溫度最高，肺的溫度最低。此現象奇妙，後面申述之，你可不言而喻。溫度之不同，正反應了血流之不同，代謝、血管構造等等完全不同，甚則淋巴腺亦不同，我們應該感謝英國的大醫家 James Learmonth Gowans 發現了淋巴的對抗體的功用，由於各部門臟器之不同，淋巴的種類、流量、功用應之而不同，故所產生的抗體亦不同。淋巴不一定要在淋巴結，淋巴腺、脾臟等處有之，無淋巴腺之處亦有淋巴流過，淋巴在血液中流入淋巴腺及流出淋巴腺就有各種不同的改變。淋巴不是隨便亂流的，所及各部均絕對有規則，因之使我們悟到為什麼中醫對各部位的淋巴方劑也各不相同，普濟消毒飲屬喉頭、耳下腺的；小柴胡湯屬胸腔肋膜的；防風通聖散屬腸子的；仙方活命飲才是真正屬於淋巴腺淋巴結的。中醫雖不知淋巴，用藥對於各處的淋巴及抗體各個不同，令人嘆為觀止。西醫到現在為止，恐怕還沒有這許多淋巴藥的分別，我們的治療自然可深入得多了。邪之所趨，各不相同，其屬之氣，實在是當時細胞外界的微環境（microenvironment）之改變，由當時此處瞬間的 pH 值、溫度、電解質、氧殘基（oxygen radical）、二氧化碳的積貯率而決定。故云氣之變化瞬間萬變，表面的字句如此粗陋膚淺，用藥的方式如此精細，實在神奇之至。

四、東方生風，風生木，木生肝……乃一切生機之原

　　中醫學五行相生，始之於肝，肝為一切生機之原。現代醫學在四、五十年前只認為肝不過是製造膽汁，而助消化而已。事隔四十餘年，肝之重要性為一切代謝（生機）之原，肝之重要可參看現代醫學教科書，自不必多費篇

幅。中醫從來沒有腦的觀念,當然更沒有神經等觀念了,把這種腦及神經現象都歸之於肝。一直到前幾天,我還聽得我們醫學院某西醫教授說中醫說的肝氣實在是胡說八道,可惜他是教臨床的某科醫學教授,如果深入一些略為對神經生化學涉獵一番,至少就不會如此氣憤了。腦為人體思想之原,一切神經由腦而出,即使沒有讀過解剖,讀過初中生理衛生的,都知道,但是神經的傳遞是靠突觸(synapse),而突觸與突觸之間的傳遞是一種膠質體,很像我們工程上的半導體,但遠較複雜的,作間接體傳遞的情形不管是興奮或抑制,全靠細胞分泌的內分泌(autacoid)如腎上腺素(epinephrine)、正腎上腺素(norepinephrine)等鄰苯二酚,以及多巴(dopa)、多巴胺(dopamine)、乙醯膽鹼(acetylcholine)等等,即使大腦亦復如此;但是那些內分泌在神經的突觸中儲存量不多,完全要由肝來代謝和供應的,使它們變化賦活的各種酵素(enzyme)亦須由肝來完成之,使我們悟到,四君子湯之補氣是什麼意思。當然第一個任務是強肝,四物湯補血的意思是什麼呢?是對血漿運送紅血球,肝所造血漿的成分有幫助。由此可答八珍湯,類推十全大補湯、歸脾湯、人參養榮湯的應用和原則了,此其一;更奇怪的,中醫對腦的疾病,如腦血栓、腦充血等,因為沒有腦的觀念,也是側重於肝的治療,如此就使人大惑不解了;如果你對大腦的微小血管之生理、組織作用有較深切的認識,也就是不以為奇了。腦之代謝要靠葡萄糖,葡萄糖之製造者是肝,運送葡萄糖入腦的是血管。腦的大血管與小血管不一樣,微小血管的功用,直接營養大腦,更營養大血管。腦卒中 CVA 之發生在於腦血管硬化,其所以硬化之理乃是血管內膜發生問題變成粗糙或拉薄,或血栓堆積,真正的原因是微小血管先出毛病。腦微小血管中有一種特殊設備,是腦專有的,即血腦障壁(brain blood barrier, BBB),有很多物質不能進入腦中,即為其所阻擋,BBB 者乃微小血管的內膜與眾不同,其內膜細胞之間接特別緊密,幾乎不見間隙(gap)及囊泡(vesicle),葡萄糖是腦之重要代謝營養物質,幾乎用類似滲透方式(infiltration)漸漸透進去的。最重要的一點:其透進之多寡與擴張血管無關,是應細胞代謝率之需要而被動地滲進,這就是一直到

現在西醫治療中風效果不及中醫的原因了。用血管擴大劑只能擴大較大的血管，無甚大效，以前用粒線體代謝的細胞色素（cytochrome）效果更不理想。中醫用的藥都被 BBB 擋住不能入腦，但是中醫用全面興奮代謝劑。西藥沒有立刻可使之興奮的藥，而中醫有，要使代謝立刻全面興奮或抑制，唯一的辦法當然施之於肝了，代謝興奮腦血流應之以被動的滲透或者調節。我們於是可以領會中醫為什麼要用羚羊散、天麻釣藤散、龍膽瀉肝湯、黃耆還五湯的道理了。對於升陽補氣，或者平肝抑火等莫名所以的術語你領悟了，處方變化自然有標準，治療更可高人一籌。

五、肺乃屬金、金屬秋，為一切刑剋之源。肺為陽中之陰，與大腸相表裡。肺主皮毛……

中國醫學所以不為一般人，甚至專讀中國醫書之專家所瞭解，一因文字之隔閡，古文與現代白話文有些距離。更難者，在於謎一樣的文字，被人無法瞭解捉摸。否則一味尊古崇古而泥古，強詞奪理、百般屈從、走火入魔進入邪道。我們著手研究或處方治療之前，必須要有相當基本準備，亦即對現代醫學具有較深厚的根基，才能客觀作一判斷。譬如以上種種奇語，簡直不知所云。若要硬作解釋，便沒意思了，我們不妨存之，以前這種句子實在苦思三天去鑽牛角尖也想不通，現在有了，在高深的醫學研究中可見其痕跡了，何以言之？肺主皮毛，我們知道一切皮膚病，不是光用外面塗擦藥可以好的。用外用治療的皮膚病，無非是細菌感染之類的小病，不足道。西醫不能治愈的皮膚病很多，即使是他們所說皮膚科專家照樣焦頭爛額，至今他們覺悟了，凡皮膚病無不與內科有關，乃用抗生素兼用抗過敏劑（antihistamine）居然有效，一用即靈。但是效果不長，屢次多次使用，最後發生副作用，正應了古人說以癬癢小疾換來心腹大患。現在知道肺細胞能使大量組織胺（histamine）破壞，與其用抗過敏劑去對抗人身的組織胺，何不用人身自己的臟器來破壞組織胺自然多了；中醫用清理肺之方劑以治皮膚病奏效絕響，比西醫高明多了。清代高手都用此法，引用《內經》的肺主皮毛條文，但不知真正實情，而今真相大明，你就可以知道如何用五皮飲、清肺飲、潤燥湯之原因和分別

附錄：從現代高深醫學發展中對中國醫學的再認識

了。不但此也肺主肅殺屬秋、乃刑金之器又作何解釋？在精深醫學中又找到了答案，凡一切內分泌素，如組織胺（液態神經素）、高血壓素等等，多半在肺臟的肺細胞中破壞之，乃使人體生態平衡。再回頭過來，引證古書，甚為絕倒也。但真正研究的學者不知，臨床醫師不知，中醫能用亦不知，若把三環相連起來，所知甚多，更可預測更多不知的條件，不亦樂乎。

　　談過醫後，我們再來論談中國的藥。中藥多是些原藥、生藥，很粗，哪裡能比得經過藥理專家精煉而裝配有美侖美奐的西藥。不僅一般人士認為如此，即使中醫自己看了也會心頭發毛，對不對？所以有很多中醫表面上拼命大唱中醫了不起，事實上自己生病或者自己家屬生病，無不偷偷地溜進了醫院，或者偷偷地私用西藥。哀哉口是而心非，你這麼不叫西醫把你看扁了，還想讓人看得起則甚難。這是因你強調的是藥不懂醫的緣故，犯了一般人的通病，何也？一般西藥又簡單又好用，效果又明顯，中藥又粗又髒又要煎，效果又不靈。殊不知你所看到的，只是表面，不夠深入，你為什麼不想一想：西藥有很多副作用，而中藥無之呢？這理由很深，如今篇幅又有限，我又不能不講，只能廢些口舌了。須知人體變化的生命現象乃至一切生物，無不循生化條件變化而持之，生化之轉化萬頭億緒，而今的生化學還在萌芽階段，差得正遠，科學可強調的是連續（continuity），不是突發，生病並非是單一條線，變化牽連極廣，西藥經過很多發明研究出來的，藥經過上百次動物實驗，所針對的是此病表面的一個單線而已，當然效果不凡，一用即靈，萬試萬靈。但在同一病人身上試用並不萬試萬靈，而且是越試越糟，蓋因病非單線，不過是人的身體很多不協調以後所發生的表面化現象而已，把表面化現象解決了，出現了第二真相，第二解決出現第三、第四……乃至於第 n 次，真相、假相混合相比即是所謂副作用，生化過程是按部就班，一步不差的，你把它攪亂了。中藥乃自然藥物進入人體按代謝程序步步轉化，而且又非單味方藥，經過幾個關節而得到的結果。若為高手處方則能絲絲入扣，可以一方而愈，遠比西藥還快，且治愈範疇之廣，非單純的西藥可及，故能根本解決，若你是平凡的醫生，還能看病，處方離規格不遠，也可以見效但就慢了，

203

不能立即見效，慢慢來，如今工商社會講究速率，第一步就落敗，如果你是庸手處方全然不對，病人吃了，非但不好，反而加重病況，或一病未了又生他病，如此你就完了，但絕不會以癬癢小疾換來心腹大患。蓋一是中藥本來有毒者絕少，二是病人早已逃之夭夭，不敢再服了。人體八種主要的氨基酸要補充須全部補充，單補一種效果絕差。蓋於生化酵素上轉化不利，無法奏全效。故中藥看似陋而實美，效果看似弱而實強。可惜今天中醫高手已像恐龍一樣幾乎絕種了，於是發生一種假象，西藥效速多用有副作用，不敢領教。中藥王道效果慢效力好，實在是浮面話，要是碰上庸醫則中藥吃了病更重的效果倒不慢，立刻見顏色，效力等於零，於是中藥有毒論更使西醫振振有詞，實在中藥是沒有毒的多，只是中醫學很深，做中醫難，處方不良乃教育之問題；處方平平而不見效，教育問題也，西醫看不起教育問題也。實在中藥較西藥為優也，平心而論，中醫師雖然遠不及西醫，有時仍能治好病，且能治西醫有時醫不好的病，天地良心中藥實在幫了不少忙，故人以為中藥有效而中醫不靈其故在此。因為教育有問題，陋醫獲得一、二秘方，沾沾自喜，從此可解決其吃飯問題，磨些藥粉，做些藥丸，大肆渲染，醜態畢露，乃使人噁心至極，不值有識者一笑也，實則中藥之多，浩如煙海，而真正具有重大作用反覆參雜而用者不過七八種大藥而已，是黃耆、當歸、人參、白朮、茯苓、黃連等，其中黃連在熱帶、亞熱帶區尤為重要。若說中醫不許用黃連等於不許針灸師用針，不許我們醫生用抗生素一樣，雖不全部關門大吉，至少一半癱瘓。黃連自古用至今，從無中毒現象，恐怕論者甚多，盈篇累幅，不多說了。而今假令一個前題（不必引經據典，就直接了當說罷）云黃連有毒，使初生兒服後能致黃疸，作一客觀辯證如下：黃疸是種症象（sympton or sign）不是病名（disease），初生兒出生後數天內紅血球破壞量略增，同時由於肝機能剛才出生一時未趨成熟，亦即肝中酵素系統中的轉化酵素，尿甘酸化物轉移酶系統一時尚未能將未結合膽紅素（indirect bilirubin）轉化成結合膽紅素（direct or conjugated bilirubin），故膽色素（bile pigment）從膽分泌出的量較少，故而見黃疸現象，一般正常初生兒有 52% 以上於出生後第二

或第三天出現黃疸（故其黃疸大多為生理性疸占 90%），此乃絕對是自然正常之生理現象，絕非病態。所以足月的嬰兒在出生後第四天至第五天即漸漸開始消退，不足月的嬰兒自第七天至第九天亦漸漸消退（見 *Clinical Problems in Pediatrics*），也有說初生兒有黃疸現象者在出生後第二天至第四天出現，由第七天至第十四天全部消退（見美國 Wasserman 與 Solobody 之 *Survey of Clinical Pediatrics*）。如果真相如此，黃連能致黃疸明明是欲加其罪何患無辭了。因為情形不明，沒有見到全部報告（clinical report）也沒有見得事後追蹤的結果，我們不妨把原因擴大作一地毯式搜證，考據黃疸在初生兒所以發生之原因為病態者有：

（一）溶血性增加（為未結合之膽紅素增高）

1. 胎性母紅血球病（erythroblastosis fetalis）：此病白種人有，黃種人絕無僅有，黃連還沒有這樣的功夫，因為這是先天性。
2. 細菌感染：黃連對數十種細菌具有抗生作用，未聞黃連會增加細菌。
3. 紅血球代謝方面缺陷：先天性的，同第一條一樣。
4. 給與之維他命 K 太多：這只有問醫院了，不是黃連有毒，毒到可以使小兒身上維他命 K 上升。
5. Glucose 6–phosphate dehydrogenase（G6–PD）缺乏症為先天性疾病，紅血球易受到物質破壞而產生溶血，和黃連無關。
6. 球狀血球病：為先天性，與黃連無關。
7. 丙酮酸（pyruvate kinase）缺乏：為先天性，與黃連無關。
8. 血色素病變：為先天性，與黃連無關。
9. 體內血腫：這要問醫院了，黃連能使嬰兒吃到體內血腫，天下奇聞，黃連本來有退充血作用，胃充血、痔瘡、靜脈充血、眼結膜充血，中醫都用黃連消退之，如不許用黃連，這些充血恐怕只能西醫治了。

(二) 結合力減低（未結合膽紅素增高）

1. 尿酸化物轉移酶系統不成熟：前述生理性黃疸，與黃連無關。
2. 先天性家屬性非溶血性黃疸：為前述酶系統先天缺陷，與黃連無關。
3. 抑制酵素轉化系統（glucucronyl transferase system）的成熟：黃連無此作用，倒是母乳中不正常的雌激素（estrogen）可能致之，不知是否食用母乳。

(三) 肝細胞代謝不正常（未結合性及結合性膽紅素均增高）

1. 肝炎：病毒（virus）、細菌（bacteria）、寄生蟲（parasite）都有可能，肝炎在中醫中黃連是重要藥，對肝炎有效。如果本有肝炎而黃疸倒是大有可能，與黃連無關。
2. 新陳代謝不正常：不關黃連事。
3. 單糖血症：先天性，黃連不能。
4. 肝醣貯積病：先天性，黃連不能。
5. 母親患糖尿病：要問醫院了，產前檢查必要的一環是否做了。黃連可抑制糖尿病。

(四) 排泄減少（未結合性及結合性膽紅素均增高）

1. 膽道閉鎖：黃連能使膽道閉塞，如提出證明，可得諾貝爾獎！
2. 總膽管囊腫
3. 壺腹（ampulla of vater）阻塞

對上二點黃連非但不能，反而能治之，中醫對此用之近千年，效果不錯。

4. 纖維囊性病：此病因膽汁鬱積在肝臟造成肝硬化而起，黃連能治，配合處方成效不差。

若不許用黃連，就連西醫開刀亦不治。書至此我已經搜盡枯腸，翻遍所有的參考書了，真不知毒從何來？還請大雅不吝，高明教我，則我將感激之

至。敝處台灣亦曾發生過類似情形,且在報上大登而特登攻擊的方式,不如貴國有力,只說你們看吃了黃連初生兒黃疸了,經嚴格追蹤,乃生理性黃疸,病人不知,因吃過黃連,乃大驚小怪。事後,此事不了而了之。蓋天下本無事,庸人自擾之也。

大家想知道為什麼民間總說要給初生兒服黃連的道理嗎?此非事出無因,倒是的確查有些實據的。中醫和民間的意思是小兒出生有胎毒、胎火,黃連可以清之。初生兒出生要靠自己獨立呼吸了,需氧量劇增,從出生後二十分鐘至三小時內劇烈而突增到 90%,出生時具有各種不同程度的代謝性酸血症(metabolic acidosis)。蓋古時,即使在三、四十年前,冷氣、冰箱之類的設備非一般民間所有,在炎熱的環境下對初生兒是不利的,各種所發的症狀稱之謂胎火、胎毒,黃連是鹼性因子(agent)甚有幫助,且能利膽間接又可增強肝機能。至今大部分民間守舊的,仍是用黃連以清初生兒胎火,說不定您我小時候都用過,從未聽說中毒,假若有一百孩子都吃了黃連,偶然有三個或四個發生黃疸,抱回醫院來看,就說黃連有毒,那些已經吃過的,看看沒事,也就銷聲匿跡了,微小的不成統計的資料,對此巨大有百分之九十九點九的資料,取其微者用之,當然是統計,可稱為反統計。初生兒吃黃連是偷偷給他吃的,絕對不敢讓醫師、醫院知道。我等同為醫師,必具同感,但各人反應不同,閣下也許勃然大怒,但想想病家可憐亦復可憫矣!喉中骨鯁甚多,不吐不快,要寫十萬字亦不能盡其意,我已超過篇幅了,抱歉之至,就此告一段落罷!如果再能說人參、當歸二種,二種就已足夠有毒而禁用。還不如乾脆就此廢止中醫中藥。

參考文獻

江蘇新醫學院編：中藥大辭典：黃連條目。上海人民出版社，上海市，1977。

林珮琴（清）：類証治裁（血症篇、中風篇）。新豐文印，台北市，1980。

惲鐵樵：群經見智錄。藥盦醫學叢書第二輯（上）。商務印書館，上海市，1948。

鄒潤安（清）：本經疏證（黃連篇）。旋風，台北縣，1977。

謝博生：臨床內科：病案討論。醫學文摘，台北市，1978。

謝博生：臨床數據：判讀與應用。醫學文摘，台北市，1978。

Born GVR: Haemodynamic and biochemical interaction in intravascular platelet aggregation. In: Porter R, O'Connor M, Whelan J, eds. Blood Cells and Vessel Walls: Functional Interactions. Excerpta Media, Amsterdam, The Netherland, 1980: 61-78.

Gowans JL, Steer HW: The function and pathways of lymphocyte recirculation. In: Porter R, O'Connor M, Whelan J, eds. Blood Cells and Vessel Walls: Functional Interactions. Excerpta Media, Amsterdam, The Netherland, 1980: 113-26.

Harrison R, Lunt GG: Biological Membrane: Their Structure and Function. Wiley, New York, NY, 1975.

Hawthorne JN, Pickard MR: Phospholipids in synaptic function. J Neurochem. 1979; 32(1): 5-14.

Kempe CH: Current Pediatric Diagnosis & Treatment. Appleton & Lange, Los Altos, CA, 1987.

Lund-Andersen H: Transport of Glucose from Blood to Brain. Physiol Rev. 1979; 59(2): 229-447.

Narahashi T: Modulation of nerve membrane sodium channels by chemicals. J Physiol. 1981; 77(9):1093-101.

Nelson WE: Textbook of pediatrics. Am J Obstet Gynecol. 1960; 79(6):1218.

（以及分析黃連之報告中外文獻凡二十餘篇從略）

方劑索引

一畫
　一加減正氣散　92
　一甲復脈湯　133, 134
　一甲煎　133
二畫
　二加減正氣散　93
　二甲復脈湯　140
　二金湯　103
　人參石脂湯　116
　人參烏梅湯　185
　人參瀉心湯　91
　九痛丸　87, 89
三畫
　三才湯　161
　三仁湯　38
　三石湯　75
　三加減正氣散　93
　三甲復脈湯　141, 190
　三承氣湯　147
　三神丸　184
　三黃二香散　24
　小半夏加茯苓再加厚朴杏仁湯　30, 31
　小半夏加茯苓湯　96
　小定風珠　141, 142, 144
　小青龍湯　166, 167
　小陷胸湯加枳實　73
　大定風珠　143

211

大承氣湯　23, 31, 32, 45, 51, 58, 65
大黃附子湯　173
千金葦莖湯加杏仁滑石　41

四畫

天台烏藥散　51, 52, 173, 174
五汁飲　15, 44, 121, 156
五加減正氣散　94
五苓散　12, 67, 79, 80, 83, 85, 86, 96, 103, 115, 116, 148, 152, 153, 169
五苓散加防己桂枝薏仁　86
水仙膏　24
化斑湯　19
化癥回生丹　53, 55, 56

五畫

立生丹　89
四加減正氣散　94
四苓加木瓜厚朴草果湯　80
四苓合芩芍湯　112
四苓加厚朴秦皮湯　79
四逆湯　83, 85, 86, 107, 152
冬地三黃湯　72
玉竹麥冬湯　121
白虎加桂枝湯　44
加味白頭翁湯　120
加味異功湯　178
加味參苓白朮散　188
加味露薑飲　108
加減人參瀉心湯　106
加減小柴胡湯　117
加減木防己湯　98
加減附子理中湯　116
加減芩芍湯　113
加減桃仁承氣湯　153
加減理陰煎　183
加減復脈湯　124, 126, 140, 141, 153
加減黃連阿膠湯　118

加減補中益氣湯　119
加減銀翹散　45
加減瀉心湯　186, 187
朮附湯　176
朮附薑苓湯　164
半苓湯　79
半夏湯　136, 155
半夏瀉心湯去人參乾薑大棗甘草加枳實生薑　96
半夏瀉心湯去人參乾薑大棗甘草加枳實杏仁　73
半硫丸　176
甘草湯　67, 151
生脈散　29, 36

六畫

安宮牛黃丸　20, 23, 31, 45, 67, 127
安腎湯　163, 164
地黃餘糧湯　184
竹葉玉女煎　152, 154
肉蓯蓉湯　188
至寶丹　20, 21, 23, 31, 40, 75, 87, 127

七畫

杏仁石膏湯　103
杏仁湯　44, 45
杏仁滑石湯　76
杏仁薏仁湯　98
杏蘇散　49
沙參麥冬湯　47
扶陽湯　180

八畫

附子理中湯去甘草加廣皮厚朴湯　82
附子粳米湯　117
承氣合小陷胸湯　60
承氣湯　21, 45, 50, 51, 58-61, 74, 92,
來復丹　159
抵當湯　146, 147
青蒿鱉甲湯　109, 138, 144

213

九畫

　　活人敗毒散　113
　　宣白承氣湯　66
　　宣清導濁湯　175
　　宣痹湯　41, 97
　　厚朴草果湯　109
　　保和丸　103, 104
　　香附旋覆花湯　161, 162
　　苦酒湯　151
　　苓薑朮桂湯　82

十畫

　　桃仁承氣湯　59, 146, 147
　　桃花湯　148, 184
　　桃花粥　149
　　桑杏湯　47
　　桑菊飲　10, 47
　　草果知母湯　106
　　草果茵陳湯　80, 81
　　桂枝柴胡各半湯加吳茱萸楝子茴香木香湯　50
　　桂枝湯　5, 7, 12, 49, 50, 83, 86, 108, 155
　　桂枝薑附湯　43
　　茯苓皮湯　92
　　益胃湯　61, 156
　　茵陳白芷湯　182
　　茵陳四逆湯　80, 81
　　茵陳蒿湯　70
　　桔梗湯　151
　　烏梅圓　185

十一畫

　　梔子柏皮湯　70
　　理中湯　82-84
　　救中湯　87-89
　　救逆湯　127
　　麥冬麻仁湯　107
　　麻杏石甘湯　168

参芍汤　186
参茸汤　185
鹿附汤　163
清宫汤　20, 21, 40
清宫汤去莲心麦冬加银花赤小豆皮　40
清暑益气汤　28
清络饮　30, 33
清荣汤　31, 68
清营汤　16, 17, 31, 34, 75
清燥汤　62
清燥救肺汤　47, 48
控涎丹　161, 162
雪梨汤　15
连梅汤　157, 158
专翁大生膏　190
连翘赤豆饮　103

十二画
补中益气汤　108, 120, 176
黄土汤　164
黄芩滑石汤　96
黄连白芍汤　107
黄连阿胶汤　135, 144
黄连黄芩汤　68
复亨丹　55, 56
复脉汤　127, 129-134, 140, 141, 144, 145
犀角地黄汤　13, 14, 145, 146
椒附白通汤　81
椒桂汤　172
椒梅汤　159
减味竹叶石膏汤　58
减味乌梅圆　180
紫雪丹　20, 21, 23, 31, 34, 40, 59, 75, 157, 158
普济消毒饮　7, 24, 200

十三画
新加香薷饮　29

新加黃龍湯　65, 66
　　新製橘皮竹茹湯　92
　　滑石藿香湯　115
　　溫脾湯　179
　　溫膽湯　136
　　葶藶大棗瀉肺湯　168
十四畫
　　酸棗仁湯　136
　　銀翹馬勃散　40
　　銀翹湯　62
　　銀翹散　5, 6, 8, 10, 13, 14, 19, 36, 41
十五畫
　　調胃承氣湯　59, 66
　　增液承氣湯　67
　　增液湯　61-63, 67
　　豬膚湯　149, 151
十六畫
　　橘半桂苓枳薑湯　170
　　導赤承氣湯　66, 67
　　獨勝散　89
十七畫
　　薏仁竹葉散　98
十八畫
　　斷下滲濕湯　183
　　翹荷湯　47
　　雙補湯　182
二十一畫
　　護胃承氣湯　62, 63
　　護陽和陰湯　153
　　露薑飲　108
二十二畫
　　鱉甲丸　136,
　　鱉甲煎丸　53, 178

216

國家圖書館出版品預行編目（CIP）資料

溫病涵義及其處方述要 / 惲子愉 著. -- 新北市
: 華藝學術出版 : 華藝數位發行，2021.03
面 ; 公分
ISBN 978-986-437-185-3（平裝）

1. 溫病 2. 病例 3. 中藥方劑學

413.33　　　　　　　　　　　109020532

溫病涵義及其處方述要

作　　　者／惲子愉
責任編輯／林書宇
封面設計／張大業
版面編排／莊孟文

發　行　人／常效宇
總　編　輯／張慧銖
業　　　務／吳怡慧
出　　　版／華藝數位股份有限公司　學術出版部（Ainosco Press）
　　　　　　地　　址：234 新北市永和區成功路一段 80 號 18 樓
　　　　　　電　　話：(02)2926-6006　傳真：(02)2923-5151
　　　　　　服務信箱：press@airiti.com
合作出版／惲純和、葉姿麟
發　　　行／華藝數位股份有限公司
　　　　　　戶名（郵政／銀行）：華藝數位股份有限公司
　　　　　　郵政劃撥帳號：50027465
　　　　　　銀行匯款帳號：0174440019696（玉山商業銀行 埔墘分行）
法律顧問／立暘法律事務所　歐宇倫律師

ISBN ／ 978-986-437-185-3
DOI ／ 10.978.986437/1853
出版日期／ 2021 年 3 月
定　　價／新台幣 450 元

版權所有・翻印必究　　Printed in Taiwan
（如有缺頁或破損，請寄回本公司更換，謝謝）